الصرع

الأساطير والحقائق

Arabic

Bernadette Booysen

While every precaution has been taken in the preparation of this book, the publisher assumes no responsibility for errors or omissions, or for damages resulting from the use of the information contained herein.

THE MYTHS AND THE FACTS ARABIC

First edition. October 13, 2022.

Copyright © 2022 Bernadette Booysen.

ISBN: 979-8215140208

Written by Bernadette Booysen.

Also by Bernadette Booysen

Epilepsy
My Lessons and Experiences
The Myths and the Facts

Standalone
The Myths and the Facts Arabic

تفان

هذا الكتاب مخصص لك أيها القارئ. أنت الشخص الذي بادر واشتريت هذا الكتاب لزيادة معرفتك ووعيك بالصرع باعتباره اضطرابًا. وبفضلك يمكننا مساعدة الآخرين على فهم الصرع ، حتى لو كان شيئًا واحدًا صغيرًا. هذه الأساطير التي يعتقد الملايين من الناس تحتاج إلى شرح لأن وصمة العار التي تسببها هذه الخرافات تجعل المصابين بالصرع يشعرون بالحرج من الإصابة بهذا الاضطراب ومعظم المصابين بالصرع يعانون من الاكتئاب والقلق بسببه. إذن ، هذا الكتاب مخصص لك

تم تصميم هذا الكتاب لتوفير المعلومات والتعليم والتحفيز للقراء. يتم بيعها على أساس أن المؤلف غير ملتزم بتقديم أي نوع من المشورة النفسية أو القانونية أو أي نوع آخر من المشورة المهنية. مضمونها هو التعبير الوحيد ورأي مؤلفها. لا توجد ضمانات أو ضمانات صريحة أو ضمنية. لن يكون المؤلف مسؤولاً عن أي أضرار جسدية أو نفسية أو عاطفية أو مالية أو تجارية ، بما في ذلك ، على سبيل المثال لا الحصر ، أضرار خاصة أو عرضية أو تبعية أو غيرها. أنت مسؤول عن اختياراتك وأفعالك ونتائجك. نشجعك على مشاركة كل محتويات هذا الكتاب أو جزء منها باسم مساعدة الآخرين طالما تم منح الفضل إلى Bernadette Booysen وعنوان الكتاب.

الأساطير

1- الصرع نادر الحدوث
2- الصرع مرض عقلي ، وهو شكل من أشكال الجنون أو التخلف
3- ضع شيئًا في فم الشخص المصاب بنوبة لمنعه من بلع لسانه
4- قم بإيقاف أو الضغط على شخص يعاني من نوبة
5. يمكنك جعل شخص ما "ينطلق" من نوبة
6- لا يستطيع أي شخص مصاب بالصرع القيادة
7- جميع مرضى الصرع يفقدون الوعي ويعانون من تشنجات
8- لا يمكن السيطرة على الصرع
9- الصرع هو اضطراب يستمر مدى الحياة
10- الصرع لا يقتل
11- الأطفال فقط يصابون بالصرع
12- الأشخاص المصابون بالصرع معاقون ولا يمكنهم أن يعيشوا حياة طبيعية مع أسرة وأطفال
13- النساء المصابات بالصرع لا يمكن أن ينجبن ولا يجب أن يتزوجن أبداً
14- كل أنواع الصرع وراثية
15- الأشخاص المصابون بالصرع مجانين أو ملعونون أو ممسوسون بالأرواح الشريرة
16- لم يصاب أحد من المشاهير بالصرع
17- الأشخاص المصابون بالصرع ليسوا أذكياء مثل الشخص العادي
18- الأشخاص الذين يعانون من النوبات لا يستطيعون التعامل مع الضغط العالي أو الوظائف الشاقة
19- يبدو الأشخاص المصابون بالصرع مختلفين ويمكنك رؤيتهم من خلال مظهرهم
20- غالبًا ما يكون الصرع مصحوبًا بأمراض جسدية وإعاقات وإعاقات أخرى
21- الصرع معدي ويمكن أن ينتقل الاضطراب بلمسة بسيطة
22- لا يمكن أن ينجم الصرع عن حدث وقع قبل وقت طويل من حدوث النوبة الأولى
23- من الممكن توقع النوبات إذا حاولت بجدية كافية
24- يشعر الشخص المصاب بالنوبة بألم أثناء النوبة
25- لا يمكن السيطرة على الصرع بشكل فعال
26- الشخص المصاب بالصرع يجلب وصمة عار للأسرة ولذا يجب إخفاؤه
27- قم بإجراء تنفس صناعي لشخص يعاني من نوبة صرع
28- إذا كان أحد أفراد الأسرة مصابًا بالصرع فإن الأطفال سيصابون به أيضًا
29- قد يؤذي المصابون بالصرع الآخرين أثناء النوبة
30- هناك قوانين تمنع النساء المصابات بالصرع من إنجاب الأطفال
31- ليس من الآمن أن تحمل المصابات بالصرع

32- أدوية الصرع تجعل جميع وسائل منع الحمل أقل فعالية

33- تزيد جميع وسائل تحديد النسل من فرصة حدوث النوبات لدى النساء المصابات بالصرع

34- لا يمكن للمراهقين المصابين بالصرع الالتحاق بالجامعة

35- لا يستطيع المراهقون المصابون بالصرع ممارسة الرياضة

36- تتسبب الأضواء الساطعة أو ألعاب الفيديو دائمًا في حدوث نوبات

37- نوبات الحمى (التي تسببها الحمى الشديدة) تسبب الصرع عند الأطفال

38- لا يستطيع الشخص المصاب بالصرع أو النوبات التبرع بالدم

39- يمكن أن تؤدي الخدوش المصابة إلى علاج الصرع

40- يمكن أن يؤدي تطبيق الفلفل أو غيره من المستحضرات على العينين إلى علاج الصرع

41- حرق القدمين يمكن أن يعالج الصرع

الحقائق

الخرافة الأولى: الصرع نادر الحدوث ولا يوجد الكثير من المصابين به.

على الصعيد العالمي ، يتم تشخيص حوالي 2.4 مليون شخص بالصرع كل عام ، ما يقرب من ثمانين في المائة في البلدان المنخفضة والمتوسطة الدخل. يستجيب الأشخاص المصابون بالصرع للعلاج ما يقرب من سبعين بالمائة من الوقت ولكن حوالي ثلاثة أرباع المصابين بالصرع لا يتلقون العلاج الذي يحتاجونه.

يوجد أكثر من ضعف عدد المصابين بالصرع في الولايات المتحدة مثل عدد الأشخاص المصابين بالشلل الدماغي (خمسمائة ألف) والحثل العضلي (مائتان وخمسون ألفًا) والتصلب المتعدد (ثلاثمائة وخمسون ألفًا) والتليف الكيسي. (ثلاثون ألفًا) مجتمعة. يمكن أن يحدث الصرع كحالة واحدة أو قد يصاحب حالات أخرى تؤثر على الدماغ ، مثل الشلل الدماغي والتخلف العقلي والتوحد ومرض الزهايمر وإصابات الدماغ الرضحية.

الصرع حالة طبية شائعة. تشير التقديرات إلى أن واحدًا من كل اثني عشر شخصًا سيصاب بنوبة في حياته ، وحوالي واحد من كل مائة كندي مصاب بالصرع. يمكن أن يصيب الصرع أي شخص ، على الرغم من أنه يميل إلى أن يكون أكثر شيوعًا عند الأطفال وكبار السن. لا يزال الصرع يساء فهمه. هذا يجعل الأمور أكثر صعوبة بالنسبة للعديد من الأشخاص الذين يعيشون معها وأسرهم وأصدقائهم. يمكنك المساعدة من خلال تعلم الحقائق. أكثر من 2,7 مليون شخص في الولايات المتحدة يعانون من الصرع. إنه الاضطراب الثالث الأكثر شيوعًا بعد مرض الزهايمر والسكتة الدماغية. يتساوى الصرع في انتشار الشلل الدماغي والتصلب المتعدد ومرض باركنسون مجتمعين. الصرع هو أكثر الحالات العصبية شيوعًا في العالم اليوم ولا يميز عن أي عمر أو عرق أو خلفية اجتماعية اقتصادية أو عرقية.

ما يقدر بخمسين مليون شخص في العالم مصابون بالصرع. يقدر عدد الأشخاص في العالم الذين سيصابون بنوبة واحدة على الأقل في حياتهم بحوالي مائة مليون شخص. في ما يصل إلى سبعين بالمائة من المصابين بالصرع ، سوف يستجيب للعلاج ويصبح خاضعًا للسيطرة بمرور الوقت. في البلدان النامية ما بين 80 إلى 90 في المائة من المصابين بالصرع لا يتلقون العلاج المناسب

الصرع هو في الواقع اضطراب شائع جدا. حوالي واحد من كل عشرين شخصًا سيصاب بنوبة واحدة على الأقل في حياته. يعاني بعض الأشخاص من نوبة واحدة فقط وليس لديهم نوبة أخرى! ولكن هناك آخرون ممن يصابون بنوبات صرع يوميًا. هناك نوعان رئيسيان من الصرع. Petit-mal (تسمى الآن Focal Onset) و نوبات الصرع الصغيرة هي نوبات صغيرة يقفز فيها الشخص أو يقول بعض grand-mal.

الناس أشياء غريبة ـ يبدو أن الأشخاص المصابين بهذا النوع من الصرع يدخلون في نوع من النشوة. هناك الكثير من الأشخاص الذين يعانون من نوبات الصرع الكبرى وهي النوبات الكاملة مع السقوط والارتعاش المعروف لدى معظم الناس بنوبة الصرع. هذه النوبات يمكن أن تحكم حياتك! عندما يكون لديك واحدة ، لا يمكنك فعل الكثير لبقية اليوم لأنها تجعلك تشعر بالضعف والتعب لبضع ساعات بعد ذلك.

على الرغم من أنه اضطراب شائع ، إلا أنه لا يوجد الكثير من الأبحاث التي يتم إجراؤها حول الصرع. هناك العديد من الأنواع المختلفة لذلك يمكنني أن أفهم أنها ستكون مهمة صعبة ولكن أليس من الممكن في هذا اليوم وهذا العصر القيام بشيء لمحاولة مساعدة جميع الأشخاص الذين يعانون يوميًا من الصرع؟ آمل بصدق أن يجدوا يومًا ما علاجًا لهذا الاضطراب. لذلك ، على عكس الأسطورة ، فإن الصرع هو اضطراب شائع جدًا.

الخرافة الثانية. الصرع مرض عقلي ، وهو شكل من أشكال الجنون أو التخلّف

الصرع ليس شكلاً من أشكال المرض العقلي ولا يسبب المرض العقلي. الصرع هو اضطراب جسدي أو حالة تؤثر على النشاط الكهربائي للدماغ والجهاز العصبي. إنه ليس اضطرابًا عقليًا. قد ينتج كل من التخلف العقلي والصرع عن اضطراب في الدماغ. ليس في كثير من الأحيان أن الصرع هو سبب التخلف. في كثير من الأحيان يكون عيب أو إصابة في الدماغ هي التي تسبب التخلف وليس الصرع.

من السهل أن نتوقع أن الطفل المصاب بإصابة في الدماغ يمكن أن يصاب بكل من الصرع والتخلف. يحدث هذا غالبًا عند الأطفال المصابين بإصابات دماغية خلقية أو وراثية في سن مبكرة إما من السكتة الدماغية أو العدوى أو الصدمة إلى الدماغ. تعود هذه الأسطورة إلى القرن الثامن عشر. هل تصدق أن هناك أناسًا ما زالوا يؤمنون بذلك؟ قد تعتقد أن الناس قد تعلموا بعض الأشياء الجديدة عن الصرع في المئات من السنين الماضية.

حتى أن هناك أشخاصًا يخشون أن يصاب الشخص المصاب بالصرع بنوع من "حلقة" جنون حيث سيحاول إيذاء شخص ما في الجوار. يعتقد بعض الناس أن الصرع هو شكل من أشكال الجنون ، لذلك يجب معالجته في مصحة للمجنون. الصرع هو اضطراب يصيب الدماغ ولذلك يجب معالجته من قبل الأطباء أو أطباء الأعصاب أو الأطباء النفسيين. صحيح أن بعض الأشخاص المصابين بالصرع يعانون من مرض عقلي أو شكل من أشكال التخلف ، وكذلك الحال بالنسبة للعديد من الأشخاص غير المصابين بالصرع.

الصرع هو اضطراب يصيب الدماغ ، لذلك يجب معالجته من قبل الأطباء أو أطباء الأعصاب أو الأطباء النفسيين. أثناء نوبة الصرع ، يعاني دماغ الشخص ، كما أحب أن أسميه ، دائرة كهربائية قصيرة. لبضع ثوانٍ أو دقائق ، لا يعمل الدماغ بالشكل المعتاد. الإشارات العادية التي يرسلها الدماغ إلى باقي الجسم لا تعمل كما ينبغي. هذا ليس سببًا للاعتقاد بأن الشخص مجنون أو مجنون أو متخلفًا بأي شكل من الأشكال. الصرع مصطلح شامل يغطي حوالي عشرين نوعًا مختلفًا من اضطرابات النوبات. إنها مشكلة جسدية وظيفية وليست عقلية.

الخرافة الثالثة: ضع شيئًا في فم شخص مصاب بنوبة لمنعه من بلع لسانه

هذا هو أسوأ شيء يمكن أن تفعله على الإطلاق. من المستحيل جسديًا أن يبتلع الشخص لسانه. يمكن أن يتسبب وضع الأشياء في فم الشخص في تكسر الأسنان ، وثقب اللثة ، وقد يتسبب في عض لسانه أو باطن الفم أو حتى كسر فكه

الإسعافات الأولية الصحيحة بسيطة ، قم بلف الشخص برفق على جانب واحد (وضع التعافي) وضع شيئًا ناعمًا تحت رأسه لمنعه من التعرض للإصابة. عند استرخاء اللسان ، وإذا كان الشخص مستلقيًا على ظهره ، يمكن أن يسقط اللسان في مؤخرة الحلق ويسد مجرى الهواء. إذا حدث هذا ، فقم بتدوير الشخص على جانب واحد في وضع الاسترداد.

إذا كان الشخص يأكل عندما بدأت النوبة ، فتحقق من وجود أي طعام لا يزال داخل الفم وقم بإزالته. من الممكن أن يختنق الشخص بالطعام لذلك من الأفضل التحقق.

لذا من فضلك لا تلصق أي شيء في فم الشخص. كل ما عليك فعله للمساعدة هو دحرجة الشخص على جانبه ومحاولة إبقائه مرتاحًا حتى تنتهي النوبة ويمكن للشخص أن يستريح أو ينام

الخرافة الرابعة: كبح أو كبح جماح شخص مصاب بنوبة صرع

لا تستخدم أبدًا ضبط النفس عندما يعاني شخص ما من نوبة. ستأخذ النوبة مجراها ولا يمكنك إيقافها. من المرجح أن يؤدي تقييد شخص يعاني من نوبة إلى إيذائه أو التسبب في إصابة. هناك احتمال التسبب في التواء أو حتى كسر العظام إذا ضغطت عليها بشدة. تحقق من وجود أي أشياء خطيرة في المنطقة المجاورة للشخص وقم بإزالتها.

لن تؤدي محاولة كبح جماح النوبة إلى إيقاف أو إبطاء النوبة ومن المرجح أن تثير أو تؤذيها. لا تحرك الشخص إلا إذا كان في خطر التعرض للأذى ، على سبيل المثال ، إذا كان على طريق مزدحم أو إذا كان قريبًا من السلالم. لن يكون الشخص قادرًا على الاستجابة أو التعرف على أي شخص حتى تنتهي النوبة وحتى ذلك الحين ، فمن المحتمل أن يظل مرتبكًا لفترة من الوقت.

حاول وضع وسادة أو شيء طري تحت رأسه لمنعه من ضرب رأسه. اقلبها على جانبها وامسح وجه الشخص بقطعة قماش مبللة.

الحفاظ على الهدوء هو أفضل شيء يمكنك القيام به في هذا الموقف. أعتقد أنه يساعد الشخص الذي يعاني من النوبة على تجاوزها مع ضغط أقل على العقل والجسم.

الخرافة الخامسة: يمكنك جعل شخص ما "يخرج" من نوبة صرع

هذا غير ممكن! بمجرد أن يصاب الشخص بالنوبة ، لا توجد طريقة لإيقافها ، بغض النظر عما تفعله. أفضل شيء تفعله هو البقاء مع الشخص و التحدث معه بهدوء. تأكد من أن الشخص آمن و حاول أن تكون داعمًا ومطمئنًا بمجرد استيقاظه و إدراك ما يحيط به مرة أخرى.

تستغرق النوبة مجراها وينام الشخص قليلًا ثم يعود إلى طبيعته. طالما أنهم لم يؤذوا أنفسهم أثناء النوبة ، فمن المحتمل أن يكون الشخص متعبًا ونعاسًا ولكن في الغالب سيعود إلى طبيعته.

بعض الناس قد اكتسبوا كلبًا مدربًا بشكل خاص ، ويمكنهم ، كما يقولون ، اكتشاف نوبة صرع محتملة قبل حدوثها. سيعمل هذا إذا كان الشخص المصاب بالصرع يعرف اضطرابه جيدًا بما فيه الكفاية ، و ذلك لمعرفة ما هو أفضل شيء يمكن فعله لمنع النوبة من البدء.

حاول آخرون استخدام "أدوات مساعدة" أو أجهزة مختلفة تطلق إنذارًا أو إشارة لإعلام الشخص أو الأشخاص الموجودين بالقرب من نوبة وشيكة. يمكن أن تساعد هذه الأجهزة في اتخاذ تدابير لمنع حدوث النوبة ، على الرغم من عدم وجود طريقة لوقف النوبة بمجرد أن تبدأ. ومع ذلك ، لسوء الحظ ، لا توجد طريقة لجعل الشخص يخرج منها

الخرافة السادسة: لا يستطيع أي شخص مصاب بالصرع القيادة

فقط لأنك تم تشخيصك بالصرع لا يعني أنك لا تستطيع القيادة. الكثير من الأشخاص الذين تم تشخيصهم بهذا الاضطراب تحت السيطرة. إذا لم يكن الشخص المصاب بالصرع قد تعرض لنوبة لمدة عامين أو أكثر ، فإنه يعتبر لائقا. تختلف الفترة الزمنية الخالية من النوبات باختلاف البلدان ، لذا تحقق من القواعد واللوائح الخاصة ببلدك المحدد واكتشف ما إذا كنت تفي بالإرشادات التي وضعتها سلطات القيادة. سواء كانوا يتناولون الأدوية المضادة للصرع أم لا ، طالما أنها خالية من العقاقير ، فلا بأس بالقيادة.

ومع ذلك ، هذا قرار يجب أن يتخذه الشخص المصاب بالصرع جنبًا إلى جنب مع نصيحة طبيب الأعصاب لأنه إذا كان الشخص غير لائق تمامًا ، أشعر أن الشخص سيعرض حياته أو حياة الآخرين للخطر ، فإن المخاطرة بالتأكيد لا تستحق العناء. بدلاً من ذلك ، احصل على مصعد أو استخدم وسائل النقل العام.

أما بالنسبة للأسطورة ، فبالطبع يمكن للشخص المصاب بالصرع القيادة ـ والسؤال هو فقط ما إذا كانت آمنة أم لا وفقًا لنوع وشدة الصرع ومدى التحكم فيه جيدًا. الشخص المصاب بالصرع هو الذي يجب أن يفكر ويوازن بين الإيجابيات والسلبيات في حالتهم ووفقًا لنوع الصرع الخاص بهم.

يتمتع الأشخاص المصابون بهذه الحالة بنفس نطاق القدرات والذكاء مثل أي شخص آخر. يعاني البعض من نوبات شديدة ولا يستطيعون العمل ؛ الآخرون ناجحون ومنتجون في وظائف صعبة. يوجد الأشخاص المصابون باضطرابات النوبات في جميع مناحي الحياة وعلى جميع مستويات الأعمال والحكومة والفنون والمهن.

إذا كانت نوبات الشخص لا يمكن السيطرة عليها ، فإن القيادة تكون مقيدة. سيسمح فرع المركبات الآلية بالقيادة عادةً إذا وافق الطبيب على أن النوبة قد تمت لمدة ستة أشهر وأنهم يتناولون أدويتهم باستمرار

الخرافة السابعة: جميع مرضى الصرع يفقدون وعيهم ويعانون من تشنجات

لا ، هذا لا يحدث لكل مصاب بالصرع. البعض ، نعم ، لكن ليس الجميع. هناك العديد من أنواع النوبات المختلفة. نعم ، يفقد بعض الأشخاص وعيهم ويعانون من تشنجات ، لكن هناك آخرين يبدأون الحديث بغرابة عن أي شيء وكل شيء ، حسب الأمر ، والبعض الآخر يقفز فقط أو يقوم بحركات غريبة أو غير عادية. يبدو غريباً لكنهم يقفزون حرفيًا ، وهم في حالة نشوة ثم يعودون إلى طبيعتهم.

في الواقع ، هناك أكثر من أربعين نوعًا مختلفًا من النوبات ، والتشنج ليس النوع الأكثر شيوعًا. يمكن أن تتخذ النوبات أشكالًا عديدة بما في ذلك التحديق الفارغ أو الحركة اللاإرادية أو الوعي المتغير أو تغير الإحساس أو التشنج.

نوبة الصرع هي انفجار غير طبيعي للنشاط الكهربائي ينشأ داخل الدماغ. هناك عدة أنواع مختلفة من النوبات. يعتمد نوع النوبة التي يعاني منها الشخص على أي جزء ومقدار تأثر الدماغ بالاضطراب الكهربائي الذي ينتج عنه النوبات. تنقسم النوبات إلى فئتين رئيسيتين: النوبات المعممة (الغياب ، ونوبات التوتر ، والتوتر الرمعي ، والرمع العضلي أو النوبات الجزئية (بسيطة ومعقدة). قد يعاني الأشخاص المصابون بالصرع من أكثر من نوع واحد من النوبات.

هناك عدة أنواع مختلفة من الصرع والنوبات التي تعتمد على الجزء المصاب من الدماغ. وفقًا للرابطة الدولية لمكافحة الصرع ، فإن تصنيف الصرع هو كما يلي:

أنواع النوبات:

بداية المحرك المعمم Tonic-clonic ، منشط (عضلي ، عضلي عضلي عضلي ، تشنجات صرع) ؛ غير المحرك (الغياب النموذجي ، الغياب اللانمطي ، الغياب الرمعي العضلي) ؛ غياب مع رمع الجفن.

إدراك البداية البؤرية للضبط ؛ ضعف الوعي. بدء التشغيل الآلي للحركة ، التشنجات الوتونية ، الارتجاجية ، الصرع ، فرط الحركة ، الرمع العضلي ، منشط ؛ البداية غير الحركية ـ اللاإرادي ، توقف السلوك ، الإدراك (ضعف اللغة ، المجالات المعرفية الأخرى ، الهلوسة ، التشوهات الحسية) ، العاطفي ، Déjà vu: السمات الإيجابية على سبيل المثال (القلق ، الخوف ، الفرح ، إلخ) ، الحسية ؛ بؤرية ثنائية تونيك ارتجاجية.

نوبة بداية غير معروفة تشنجات صرعية منشط حركي ؛ الاعتقال غير الحركي

غير مصنف

تصنيف الصرع: الصرع المعمم

الصرع البؤري

الصرع المعمم والبؤري.

صرع غير معروف

متلازمات الصرع:
نوبات حديثي الولادة / نوبات الأطفال حديثي الولادة محدودة ذاتيًا والصرع الوليدي العائلي المحدود ذاتيًا ؛ الصرع الأسري وغير العائلي محدود ذاتيًا ؛ اعتلال دماغي رمع عضلي مبكر. متلازمة أوهتهارا متلازمة الغرب متلازمة دريفت الصرع الرمعي في الطفولة. صرع الطفولة مع هجرة النوبات البؤرية. اعتلال الدماغ الرمعي العضلي في الاضطرابات غير التقدمية. نوبات الحمى بالإضافة إلى الصرع الوراثي مع نوبات الحمى زائد.

صرع الطفولة مع نوبات رمع عضلي. الصرع مع رمع الجفن. متلازمة لينوكس غاستو. الصرع غياب الطفولة. الصرع مع غياب رمعي عضلي. متلازمة بانايوتوبولوس الصرع القذالي في مرحلة الطفولة (نوع المعدة) ؛ صرع الفص القذالي حساس للضوء. صرع الطفولة مع طفرات في الوسط الصدغي. صرع الطفولة اللانمطي مع طفرات في الوسط الصدغي ؛ اعتلال دماغي صرع مع موجة وموجة مستمرة أثناء النوم ؛ متلازمة لانداو كليفنر صرع الفص الجبهي الليلي السائد.

صرع غياب المراهقين / البالغين ؛ الصرع رمعي الأحداث. الصرع مع النوبات التوترية الرمعية العامة وحدها ؛ صرع وراثي سائد بسمات سمعية ؛ أنواع صرع الفص الصدغي العائلية الأخرى.

أي سن صرع بؤري عائلي ذو بؤر متغيرة ؛ الصرع الانعكاسي صرع الرمع العضلي التدريجي

المسببات الصرع علم الوراثة المسببات؛

المسببات الهيكلية

المسببات الأيضية

المسببات المناعية

المسببات المعدية

مسببات غير معروفة

لمعرفة المزيد عن جميع أنواع النوبات ، أكتب كتابًا عن النوبات والذي سيتم نشره قريًا ومتاحًا على موقع أمازون.

الخرافة الثامنة: الصرع لا يمكن السيطرة عليه

الصرع مشكلة طبية مزمنة يمكن علاجها بنجاح لكثير من الناس. لسوء الحظ ، لا يصلح العلاج للجميع وهناك حاجة ماسة لمزيد من البحث. الحقيقة هي أن الصرع هو اضطراب شائع جدًا. يمكن أن يحدث الصرع لأي شخص في أي وقت. في الغالبية العظمى من الحالات ، لا ينبغي أن يمنع الصرع الشخص من عيش حياة صحية ومنتجة. غالبًا ما تتسبب المفاهيم الخاطئة لدى الناس حول الصرع في حدوث الإعاقة وليس الصرع نفسه. يمكن بسهولة إساءة فهم العديد من سمات النوبات وتأثيراتها الفورية على أنها سلوك "مجنون" أو "عنيف". لسوء الحظ ، قد يخلط ضباط الشرطة وحتى أفراد الخدمات الطبية بين السلوكيات المتعلقة بالنوبات والمشاكل الأخرى. ومع ذلك ، فإن هذه السلوكيات تمثل مجرد أفعال شبه واعية أو مشوشة ناتجة عن النوبة. أثناء النوبات ، قد لا يستجيب بعض الأشخاص للأسئلة ، وقد يتكلمون بالثرثرة ، أو يخلعون ملابسهم ، أو يكررون كلمة أو عبارة ، أو ينكمشون أوراقًا مهمة ، أو قد يظهرون خائفين ويصرخون. يتم الخلط بين البعض فور حدوث النوبة ، وإذا تم تقييدهم أو منعهم من التحرك ، فقد يصبحون مضطربين ومقاتلين. يستطيع بعض الأشخاص الرد على الأسئلة وإجراء محادثة بشكل جيد إلى حد ما ، ولكن بعد عدة ساعات ، لا يمكنهم تذكر المحادثة على الإطلاق.

يتوافق الصرع تمامًا مع الحياة الطبيعية السعيدة والكاملة. ومع ذلك ، قد تتأثر جودة حياة الشخص بتكرار النوبات وشدتها ، وتأثيرات الأدوية ، وردود فعل المتفرجين على النوبات ، وغيرها من الاضطرابات التي غالبًا ما ترتبط بالصرع أو تسببه.

بعض أنواع الصرع يصعب السيطرة عليها أكثر من أنواع الصرع الأخرى. يتطلب العيش الناجح مع الصرع نظرة إيجابية وبيئة داعمة ورعاية طبية جيدة. يمكن أن يكون التعامل مع ردة فعل الآخرين تجاه الاضطراب هو أصعب جزء في التعايش مع الصرع. قد يكون التحدث عن نظرة إيجابية أسهل من الفعل ، خاصة بالنسبة لأولئك الذين نشأوا مع انعدام الأمن والخوف. من المهم غرس شعور قوي بتقدير الذات لدى الأطفال. يعاني العديد من الأطفال المصابين بأمراض طويلة الأمد ومستمرة ـ ليس فقط الصرع ولكن أيضًا من اضطرابات مثل الربو أو مرض السكري ـ من تدني احترام الذات. قد يكون السبب في ذلك جزئيًا هو ردود فعل الآخرين وجزئيًا بسبب قلق الوالدين ، مما يعزز التبعية وانعدام الأمن. يطور الأطفال احترامًا قويًا للذات والاستقلالية من خلال الثناء على إنجازاتهم والتأكيد على قدراتهم المحتملة.

يمكن علاج غالبية الأشخاص الذين تم تشخيص إصابتهم بالصرع بنجاح باستخدام الأدوية المناسبة. يمكن السيطرة على الصرع بالتشكيلة والجرعات المناسبة من الأدوية المضادة للصرع للشخص ونوع الصرع الذي يعاني منه. ومع ذلك ، قد يستغرق تحقيق ذلك سنوات في بعض الأحيان. يتحكم بعض الأشخاص في صرعهم بسرعة وسهولة ، لكن

البعض يكافح لسنوات أو ليسوا محظوظين بما يكفي للوصول إلى النقطة التي يتمتعون فيها بلياقة بدنية.

قد يكون من الصعب جدًا على أطباء الأعصاب والمرضى على حدٍ سواء العثور على المجموعة المناسبة من الأدوية للسيطرة على الصرع ولكن يتم ذلك. حتى عند تجربة العلاجات الأخرى ، مثل الجراحة أو تحفيز الدماغ أو النظام الغذائي ، فلا يزال يتعين تناول أدوية الصرع ، على الأقل لفترة بعد ذلك.

يتوفر حاليًا أكثر من عشرين دواءً مختلفًا يُطلق عليها أيضًا مضادات الاختلاج أو الأدوية المضادة للصرع لعلاج الصرع. كمجموعة ، تأتي هذه الأدوية في المرتبة الخامسة بين أكثر الأدوية الموصوفة في الولايات المتحدة. يتم ملء أكثر من ستة وخمسين مليون وصفة طبية في عام نموذجي في الولايات المتحدة الأمريكية وحدها. خيار آخر هو محفز العصب المبهم.

الهدف من علاج الصرع هو منع النوبات. تشمل العلاجات الأدوية المضادة للصرع ، والجراحة ، وتحفيز العصب المبهم ، والنظام الغذائي الكيتون عند الأطفال. من بين هذه العلاجات ، يعد الاستخدام المنتظم للعقاقير المانعة للنوبات هو الأكثر شيوعًا ، وهو أول من تتم تجربته. تتحكم الأدوية المختلفة في أنواع مختلفة من النوبات. قد لا يكون الدواء الذي يساعد شخصًا واحدًا فعالًا لشخص آخر

الخرافة التاسعة: الصرع اضطراب يستمر مدى الحياة ((لن يتحسن أبدًا أو يختفي))

الصرع ليس بالضرورة اضطرابًا مدى الحياة. يتم تجاوز بعض حالات الصرع في مرحلة الطفولة ويصبح أكثر من سبعين بالمائة من المصابين بالصرع خاليين من النوبات مع الأدوية ، والعديد منهم في غضون خمس سنوات من التشخيص. إذا كان لدى الشخص فترة خالية من النوبات لمدة عامين أو أكثر ، فقد يكون من الممكن التوقف عن تناول الأدوية المضادة للصرع تحت إشراف ونصيحة طبية.

عند تناول الأدوية وأشكال العلاج الأخرى ، من الممكن أن يعيش الأشخاص المصابون بهذا الاضطراب بدون نوبات. أكثر من ثمانين في المائة من المرضى سيكونون خاليين من النوبات. هناك عدد قليل من العلاجات المستخدمة ، وهي الأدوية المضادة للصرع ، وتحفيز العصب الحائر ، وجراحة الصرع ، وزيت القنب ، والنظام الغذائي الكيتون.

هناك العديد من الأدوية المضادة للصرع والتي تعتبر فعالة في علاج الصرع. يتم اختيار الدواء من قبل طبيب الأعصاب بناءً على العمر والجنس ونوع النوبة وأسلوب الحياة والظروف الطبية لكل مريض (الحساسية أو الأمراض الأخرى). يمكن للعديد من الأشخاص الاستمتاع بالراحة من النوبات بعد تناول الأدوية لمدة تتراوح بين عامين وخمسة أعوام.

يمكن أن يبدأ الصرع في أي وقت في حياة الشخص ، وكانت هناك أيضًا حالات يتوقف فيها كل شيء مرة أخرى ولا يعاني الشخص من أي نوبات أخرى لبقية حياته. يمكن أن يكون الصرع أيضًا نوبة واحدة أو عدة نوبات ثم يتوقف ـ تمامًا كما بدأ. أعتقد أن هذا قد يكون محيرًا بعض الشيء لجميع المعنيين لأن الصرع لا يؤثر فقط على الشخص الذي يعاني من النوبات ولكن على أحبائه أيضًا. ومع ذلك ، فإن أي تقليل لشدة النوبة أو تواترها يمكن أن يكون عبئًا ثقيلًا على أكتاف الشخص وعائلاتهم.

هناك العديد من المصابين بالصرع ممن لم يحالفهم الحظ ويعيشون مع هذا الاضطراب بشكل يومي. يبدأ الصرع لدى بعض الناس كطفل صغير ، وبعض المراهقين وبعض البالغين ـ يعتمد على العديد من المتغيرات. يميل الكثير من الناس أيضًا إلى الإصابة بالصرع بعد تعرضهم لحادث سيء ـ وهذا ما يسمى صرع ما بعد الصدمة وهو شائع جدًا.

الأسطورة العاشرة: الصرع لا يقتل

ما يقدر بنحو خمسة وعشرين إلى خمسين ألف شخص يموتون كل عام بسبب الصرع والأسباب ذات الصلة ، بما في ذلك حالة الصرع (نوبة لا تنتهي) ، والموت المفاجئ غير المتوقع في الصرع ، (SUDEP) والسقوط أثناء وبعد نوبة ، والحروق والاختناق ، والغرق وغيرها من الحوادث المأساوية.

معدل الوفيات المرتبط مباشرة بالصرع مرتفع. قُدِّر معدل الوفيات العالمي السنوي بحوالي عشرين حالة وفاة لكل ألف ، وهو معدل مرتفع للغاية بالنسبة لاضطراب غير معروف إلى حد كبير.

يمكن أن تموت من الصرع. في حين أن الموت في الصرع لا يحدث بشكل متكرر ، فإن الصرع حالة خطيرة للغاية ويموت الأفراد من النوبات. السبب الأكثر شيوعًا للوفاة هو SUDEP) الموت المفاجئ المفاجئ في الصرع (المعروف باسم في حين أن هناك الكثير. يقدر الخبراء أن واحدًا من كل ألف شخص مصاب ، SUDEP الذي ما زلنا لا نعرفه عن كل عام SUDEP بالصرع يموت من.

يمكن أن يموت الأشخاص أيضًا من النوبات الطويلة (الحالة الصرعية). ما يقرب من 2 في المائة من الوفيات في الأشخاص المصابين بالصرع ناتجة عن هذا النوع من النوبات الطارئة.

SEIY لا يزال الصرع حالة خطيرة للغاية ويموت الأفراد من النوبات. يقدر الخبراء أن الحالة الصرعية) لفترات طويلة هي سبب 22 إلى 42 ألف حالة وفاة في الولايات المتحدة) كل عام. في دراسة رئيسية عن حالة الصرع ، حدثت 42٪ من الوفيات في الأفراد الذين لديهم تاريخ من الصرع

الصرع اضطراب مميت وخطير للغاية يقتل الناس بشكل يومي. ليس الصرع هو الذي يسبب الوفاة بشكل مباشر ولكن المكان أو الظروف التي حدثت فيها النوبة. يغرق آلاف الأشخاص (لا يمكنك السباحة عند الإصابة بنوبة صرع) ، ولديهم حوادث مميتة (لا يمكنك التحكم في كيفية حدوثها أو مكان حدوثها) وبعضهم يسقط بطريقة خاطئة مسببة إصابات مميتة.

الموت المفاجئ ، أمر حقيقي للغاية بالنسبة لملايين الأشخاص الذين فقدوا أحباءهم. من نوبات ليلية ولم يستيقظوا ليروا يومًا SUDEP يعاني معظم الأشخاص الذين ماتوا من آخر. نعم ، إنها حقيقة محزنة للغاية ولكنها حقيقية ولا يمكن منعها إلا من خلال حماية ورعاية لمدة أربع وعشرين ساعة من شخص آخر وهو أمر غير ممكن دائمًا.

الأسطورة 11: الأطفال فقط هم من يصابون بالصرع

يمكن لأي شخص أن يصاب بالصرع. من طفل حديث الولادة إلى كبار السن. يمكن أن يبدأ الصرع في أي عمر ، ولكن يتم تشخيصه بشكل أكثر شيوعًا عند الأشخاص الذين تقل أعمارهم عن عشرين عامًا وأكثر من خمسة وستين عامًا. وذلك لأن بعض الحالات تكون أكثر شيوعًا عند الشباب (مثل الصعوبات عند الولادة أو التهابات الأطفال أو الحوادث) وفي كبار السن مثل السكتات الدماغية أو أمراض القلب التي يمكن أن تؤدي إلى الصرع). بالنسبة لبعض الناس ، قد "يختفي" الصرع لديهم ويتوقفون عن الإصابة بالنوبات. وهذا ما يسمى مغفرة تلقائية.

تكون نسبة الإصابة بالصرع عند كبار السن أعلى منها عند الأطفال. يمكن أن يصيب الصرع أي شخص وفي أي عمر. سيصاب واحد من كل ستة وعشرين شخصًا بالصرع في حياتهم. الصرع هو رابع أكثر الحالات العصبية شيوعًا ويؤثر الصرع على أكثر من خمسة وستين مليون شخص في جميع أنحاء العالم.

تعتبر حالات الصرع الجديدة أكثر شيوعًا عند الأطفال في السنة الأولى من العمر. ينخفض معدل حالات الصرع الجديدة حتى سن العاشرة تقريبًا ثم يصبح مستقرًا. بعد سن الخامسة والخمسين ، يبدأ معدل حالات الصرع الجديدة في الزيادة ، حيث يصاب الناس بالسكتات الدماغية أو أورام المخ أو مرض الزهايمر الذي يمكن أن يسبب الصرع جميعًا.

الخرافة الثانية عشر : الأشخاص المصابون بالصرع معاقون ولا يمكنهم أن يعيشوا حياة طبيعية مع أسرة وأطفال

يمكن للأشخاص المصابين بالصرع فعل أي شيء تقريبًا. يمكنهم الذهاب إلى المدرسة وممارسة الرياضة والعمل والزواج. تحدث النوبات لبضع دقائق فقط في حياة الشخص. ما تبقى من الوقت يكونون طبيعيين ويمكنهم القيام بأشياء طبيعية. عندما تكون النوبات نادرة الحدوث أو يتم التحكم فيها ، يمكن للأشخاص المصابين بالصرع فعل كل شيء تقريبًا يمكن أن يفعله الأشخاص غير المصابين بالصرع. يتم تشجيع الأشخاص المصابين بالصرع على عيش حياة طبيعية. ومع ذلك ، يتم مراعاة بعض احتياطات السلامة.

الصرع ليس عائقا أمام الإنجازات الشخصية. يتمتع معظم المصابين بالصرع بنفس القدرات والذكاء مثل غيرهم من الأشخاص. على الرغم من أن عددًا كبيرًا من الأشخاص الذين يعانون من صعوبات في السمع و / أو إعاقة ذهنية يعانون من الصرع أيضًا. لا يعني ذلك أن الأشخاص المصابين بالصرع يعانون بالضرورة من صعوبات في التعلم أو إعاقة ذهنية

يعتبر الصرع من الناحية القانونية إعاقة ، ومع ذلك ، يمكن للأشخاص المصابين بالصرع أن يعيشوا حياة طبيعية بشكل معقول. بمساعدة العقاقير المضادة للصرع ، يمكنك حتى الوصول إلى النقطة التي يتم فيها السيطرة على الصرع وتكون لائقًا. إن وجود زوج أو زوجة تقضي حياتك معها وأطفال لتربيتهم أمر ممكن بنسبة مائة بالمائة. لدي زوج يبلغ من العمر ثلاثة وعشرين عامًا وطفلين جميلين وقد تم تشخيص إصابتي بنوبات توني ارتجاجية بصدمات رمعية عندما كان عمري سبعة عشر عامًا

يمكن أن يؤثر الصرع على نمط حياة الشخص ، ولكن يمكنك أن تعيش حياة كاملة. يمكنك القيام بالأشياء باعتدال وتجنب التطرف. قبل أن تبدأ في فعل شيء جديد ، فكر فيما إذا كنت ستؤذي نفسك أو تؤذي شخصًا آخر أم لا إذا تعرضت لنوبة. إذا استطعت أو لم يتم التحكم في نوباتك جيدًا ، فستحتاج إما إلى تجنب النشاط أو توخي الحذر الشديد.

الخرافة الثالثة عشرة. لا يمكن للمرأة المصابة بالصرع أن تنجب أطفالًا ولا يجب أن تتزوج أبدًا

إن الإصابة بالصرع لا تتعارض مع عملية الإنجاب لدى الرجال أو النساء. إنها حالة طبية وتؤثر على الناس بدرجات متفاوتة.

يمكن للنساء المصابات بالصرع إنجاب الأطفال بسهولة والعديد منهن أمهات متزوجات وأمهات حوامل. نحن النساء يمكننا أن نشعر بالارتياح عندما نعلم أن الآلاف والآلاف من النساء المصابات بالصرع يعتنين بصحتهن ، ويربون أطفالهن ويجعلهن يعملن. نعلم جميعًا أنه بغض النظر عن مدى صعوبة المحاولة ، لا توجد أمهات مثاليات ولا توجد أسر مثالية.

تعتبر تربية الأطفال مزيجًا مثيرًا ، ولكنه غالبًا ما يكون مخيفًا من السعادة والمرح والتساؤل والقلق ، لكن الصرع يضيف عنصرًا آخر إلى هذا المزيج. ومع ذلك ، بالنسبة لي ، لا يغير ذلك من أساسيات أن أكون زوجة وأمًا. مثل الأمهات في كل مكان ، فإن النساء المصابات بالصرع يبذلن كل ما في وسعهن من أجل أطفالهن. الأهم من ذلك كله أنهم يريدون مساعدتهم على النمو ليصبحوا شبابًا واثقين وسعداء وعطوفين ومتعلمين جيدًا ومستقلين.

إن الاعتناء بنفسك كامرأة مصابة بالصرع يعني أن صحتك يجب أن تأتي أولاً. يساعدك الشعور بالراحة والحفاظ على صحتك على أن تكوني الأم التي تريدها لنفسك ولعائلتك. يعني الاعتناء بنفسك التعلم قدر المستطاع عن نوع الصرع الذي تعاني منه وما يمكنك القيام به للحد من آثار الصرع عليك وعلى أسرتك. إن الاعتناء بنفسك يعني إيجاد طبيب تحبه وتثق به. شخص يستمع إليك ويقدرك كشخص. يعني الاعتناء بنفسك التعرف على أدوية النوبات وكذلك آثارها وطرق العلاج التي قد تكون متوفرة. إن الاعتناء بنفسك يعني بناء احترامك لذاتك وبناء الثقة بالنفس في علاقاتك داخل الأسرة وخارجها.

يمكن لمعظم النساء المصابات بالصرع إنجاب أطفال بأمان ، دون أي آثار سلبية على الطفل. يعتبر زواج النساء المصابات بالصرع مسألة حساسة وحساسة ويجب التعامل معها بشكل مناسب. بالتأكيد لا يوجد ما يمنع الزواج.

الأسطورة 14: كل أنواع الصرع وراثية

يمكن أن يكون الصرع وراثيًا ولكن هذا ليس هو الحال دائمًا. هناك العديد من أنواع الصرع المختلفة والعديد من الأسباب أو الأسباب لذلك.

يمكن أن تلعب الوراثة أو الجينات أو السمات الجسدية التي نحصل عليها من آبائنا دورًا مهمًا في العديد من حالات الصرع. على سبيل المثال ، ليس كل من يعاني من إصابة خطيرة في الرأس ، والتي يمكن أن تكون سببًا واضحًا للنوبات ، سيصاب بالصرع. قد يكون الأشخاص المصابون بالصرع أكثر عرضة للإصابة بنوبات صرع في عائلاتهم. يشير هذا التاريخ العائلي إلى أنه من الأسهل عليهم الإصابة بالصرع مقارنة بالأشخاص الذين ليس لديهم ميل وراثي.

عندما تبدأ النوبات من كلا جانبي الدماغ في نفس الوقت يطلق عليها الصرع المعمم والذي من المرجح أن يتضمن عوامل وراثية أكثر من الصرع الجزئي أو البؤري. ومع ذلك ، في السنوات الأخيرة ، تم العثور على روابط وراثية لبعض أشكال الصرع الجزئي.

إن خطر إصابة أشقاء الأطفال المصابين بالصرع بالاضطراب أيضًا أعلى قليلاً من المعتاد ، لأنه قد يكون هناك ميل وراثي في الأسرة للنوبات والصرع. ومع ذلك ، فإن معظم الأشقاء لن يصابوا بالصرع. من المرجح أن يحدث الصرع عند الأخ أو الأخت إذا كان الطفل المصاب بالصرع يعاني من نوبات صرع عامة.

لا يصاب معظم أطفال المصابين بالصرع بنوبات صرع أو صرع. ومع ذلك ، فهو ممكن لأن الجينات تنتقل عبر العائلات. الخطر بالنسبة للأطفال الذين يعاني والدهم من الصرع أعلى قليلاً. إذا كانت الأم مصابة بالصرع والأب لا يعاني ، فإن الخطر لا يزال أقل من خمسة من كل مائة. إذا كان كلا الوالدين مصابًا بالصرع ، فإن الخطر يكون أعلى قليلاً. لن يرث معظم الأطفال الصرع من أحد الوالدين ، لكن فرصة وراثة بعض أنواع الصرع تكون أعلى.

إذا كنت مصابًا بالصرع ، فقد تخشى أن يصاب أطفالك بالصرع أيضًا. ومع ذلك ، من المهم معرفة الحقائق وفهم مخاطر نقلها إلى أطفالك. عادة ما يكون خطر نقله منخفضًا ويجب ألا يكون الصرع سببًا لعدم إنجاب الأطفال.

قد تساعد الاختبارات الطبية الأشخاص الذين لديهم شكل وراثي معروف من الصرع على فهم مخاطرهم. إذا أصيب الطفل بالفعل بالصرع ، فتذكر أن العديد من الأطفال يمكنهم التحكم بشكل كامل في النوبات وقد تختفي هذه النوبات في بعض الحالات.

الأهم من ذلك ، أن الإصابة بالنوبات والصرع لا تعني أنك أو طفلك مختلفان أو أقل أهمية عن أي شخص آخر. على الرغم من أن عدد جينات الصرع المعروفة بالفعل مثير للإعجاب ، إلا أنها على الأرجح لا تمثل سوى قمة جبل الجليد.

ما يقرب من خمسين في المائة من جميع الجينات ، على الأقل أثناء نمو الجنين ، يتم التعبير عنها في الدماغ ، وبالتالي يمكن اعتبارها مرشحة لاضطرابات النوبات. علاوة على

ذلك ، أظهرت الأبحاث الحديثة أن التغييرات في عدد نسخ الحمض النووي الجيني والعناصر التنظيمية للجينات من المرجح أن تكون مهمة للاضطرابات البشرية مثل الطفرات التي تؤثر بشكل مباشر على الجينات.

في المستقبل ، سيصبح تهجين الجينوم الكامل أو تحليل تعدد أشكال النوكليوتيدات المفردة على مستوى الجينوم أدوات مهمة لتحديد التعديلات الجينية مع إمكانية التطبيق على الأشكال الشائعة من الصرع.

يمكن لأي شخص أن يصاب بالصرع في أي وقت. يولد بعض الناس به ، بينما يعاني البعض الآخر من نوبة الصرع الأولى في منتصف العمر. في حين أن الجينات يمكن أن تلعب دورًا ، إلا أن هناك أسبابًا أخرى أكثر شيوعًا للصرع ، مثل صدمة الرأس أو ورم المخ أو الآفة والسكتة الدماغية. في معظم الحالات ، حوالي خمسة وستين إلى سبعين بالمائة ، سبب الصرع غير معروف.

في بعض الحالات النادرة ، تكون الحالة المسببة للصرع وراثية. ومع ذلك ، فإن تلك الحالات ليست في الأغلبية. هناك علامات وراثية للصرع ولكن هذا لا يعني أن الشخص سيصاب بهذه الحالة.

الخرافة الخامسة عشر: الأشخاص المصابون بالصرع مجانين أو ملعونون أو ممسوسون بأرواح شريرة

الأشخاص المصابون بالصرع ليسوا مجانين أو ملعونين أو ممسوسين. هذه فكرة تعود إلى قرون مضت ، عندما لم يكن الناس يعرفون أن التغيرات في خلايا الدماغ تسبب النوبات. ربما كان ذلك منطقيًا للناس في ذلك الوقت ، لكننا نعلم الآن أن العديد من الأشياء يمكن أن تؤذي الدماغ وتتسبب في حدوث نوبات. اعتاد الناس على تفسير السلوك الغريب ، التجوال أو الغمغمة ، بالقول إن الشخص مجنون أو ملعون أو ممسوس بالأرواح الشريرة.

الصرع هو اضطراب في الدماغ ناتج عن انفجار مفاجئ وجيز من التفريغ الكهربائي المفرط في الدماغ. غالبًا ما يتم تسجيل التشوهات على جهاز تسجيل موجات الدماغ يسمى مخطط كهربية الدماغ (EEG). عندما تعاني خلايا المخ من نشاط كهربائي غير طبيعي ، فإنها تشبه "ماس كهربائى" أو "تأريض" داخل الدماغ. ينتج عن هذا حركات غير طبيعية أو أحاسيس أو سلوك أو فقدان للوعي. قد يستمر هذا لفترة وجيزة جدًا ، مثل بضع دقائق. وهذا ما يسمى النوبة. عندما تتكرر النوبات أو تحدث مرتين أو أكثر بدون سبب واضح ، فإنها تسمى الصرع. هناك العديد من الأنواع المختلفة من النوبات التي تعتمد على الجزء المصاب من الدماغ.

تغير النوبات بشكل عام الحركة والإحساس والسلوك و / أو الإدراك. قد تتخذ النوبة العديد من الأشكال المختلفة بما في ذلك التحديق الفارغ أو الحركات غير المنضبطة أو الوعي المتغير أو الأحاسيس الغريبة أو التشنجات.

الأشخاص المصابون بالصرع ليسوا مجانين أو ممسوسين بأي شكل من الأشكال. لدينا اضطراب أو إعاقة ، أيهما تفضل ، مما يؤثر على دماغنا وبالتالي يؤثر على الجسم أثناء النوبة. الصرع هو اضطراب جسدي ووظيفي. يمكن السيطرة على النوبات عن طريق استخدام الأدوية المضادة للصرع ، وبالتالي يتم تصنيفها على أنها اضطراب أو مرض مثل أي مرض آخر.

على الرغم من أن معظم الناس قد أدركوا منذ فترة طويلة أن الصرع ليس شكلاً من أشكال الاستحواذ ، إلا أن بعض الثقافات لا تزال تؤمن بذلك. تعمل منظمات الصرع جاهدة لتوعية جميع الناس بحقيقة أن الصرع هو حالة طبية ، وهو اضطراب في الدماغ يتسبب في حدوث نوبات متكررة للمرضى.

الأسطورة 16 : لم يصاب أي شخص مشهور بالصرع

غير صحيح على الإطلاق. لقد عانى الكثير من المشاهير وما زالوا يعانون من الصرع.
بعض هؤلاء الأشخاص هم: سقراط ، جوليوس سيزر ، الإسكندر الأكبر ، فان جوخ ،
نابليون ، ألفريد نوبل ، جوان دارك ، السير إسحاق نيوتن ، توماس إديسون ، داني جلوفر
تشارلز ديكنز (مؤلف) ، ليوناردو ، (NHL) (ممثل في أفلام سلاح فتاك) ، ديريك موريس
دافنشي (فنان) ، نيل يونغ (موسيقي) ، مارتن لوثر كينج ، أجاثا كريستي ، ألفريد العظيم ،
أرسطو ، بود أبوت ، تشاندا جن ، تشارلز ديكنز ، تشارلز الخامس ملك إسبانيا ، داني جلوفر
، دي جي هابا ، إدغار ألين بو ، فيودور ميخائيلوفيتش دوستويفسكي ، جورج فريدريك
هاندل ، هانيبال ، هيكتور بيرليوز ، هوغو ويفينج ، جيمس ماديسون ، لويس كارول ، ليل
واين ، لورد بايرون ، لويس الثالث عشر ملك فرنسا ، مار غو همنغواي ، مايكل أنجلو ،
نابليون بونابرت نيكولو باغانيني ، وبول الأول من روسيا ، وبيتر تشايكوفسكي ، وبيتر
الأكبر ، والأمير ، وفيثاغورس ، وريتشارد بيرتون ، وروبرت شومان ، والسير إسحاق
نيوتن ، والسير والتر سكوت ، وسقراط ، وثيودور روزفلت ، وترومان كابوت ، وفنسنت
فان جوخ. هناك الآلاف غيرهم ولكني أعتقد أن هذا يكفي لإثبات الحقيقة.

الأسطورة 17: الأشخاص المصابون بالصرع ليسوا أذكياء مثل الشخص العادي

يتمتع الأشخاص المصابون بالصرع بنفس القدرات والذكاء مثل أي شخص آخر. يعاني بعض الأشخاص من نوبات شديدة ولا يمكنهم العمل ؛ الآخرون ناجحون ومنتجون في وظائف صعبة. كثير من المصابين بالصرع أذكياء أو لديهم حاصل ذكاء طبيعي. يعاني العديد من القادة والمفكرين والفنانين والعلماء المشهورين من الصرع ومع ذلك فقد تمكنوا من تحقيق الكثير على الرغم من الاضطراب. يمكن للناس امتلاك المهارات والمواهب والذكاء المتميزين في العديد من المجالات.

يتمتع الأشخاص المصابون بالصرع بنفس مستوى الذكاء مثل عامة السكان. بعض الحالات التي تؤدي إلى انخفاض القدرة العقلية تؤدي أيضًا إلى الإصابة بالصرع. لكن الصرع نفسه لا يقلل من القدرة العقلية. لم تؤثر الإصابة بالصرع على القدرة العقلية لألفريد نوبل ، ويوليوس قيصر ، وتشارلز ديكينز ، والإسكندر الأكبر ، والعديد من الأفراد الآخرين الذين يعيشون حاليًا حياة ناجحة ومرضية مع الصرع.

يتمتع الأشخاص المصابون بالصرع في المتوسط بنفس مستوى الذكاء مثل أولئك الذين لا يعانون من الصرع. يمكن أن يصبح التعلم أكثر صعوبة إذا تكررت النوبات ، أو إذا كان للأدوية آثار جانبية واضحة جدًا ، مثل التسبب في النعاس والتعب المفرط. ومع ذلك ، لا يتسبب الصرع عادةً في انخفاض مستوى الذكاء. في الواقع ، يعاني بعض الأشخاص الموهوبين والذكاء من الصرع ، بما في ذلك بعض الشخصيات التاريخية المؤثرة جدًا مثل السير إسحاق نيوتن وفينسنت فان جوخ ولودفيج فان بيتهوفن وأغاثا كريستي ونابليون.

هناك أسطورة شائعة أخرى وهي أن الأطفال المصابين بالصرع مملين ولا يستطيعون التعلم ، وبالتالي لا ينبغي إرسالهم إلى المدرسة. هذا هراء مطلق. يتمتع معظم الأطفال المصابين بالصرع بذكاء طبيعي. يعاني بعض الأطفال المصابين بالصرع من تخلف عقلي متزامن ، لكن لديهم عيب دماغي أساسي يمكن تحديده. ومع ذلك ، فمن الصحيح أيضًا أن بعض الأطفال المصابين بالصرع أذكياء للغاية. لذلك ، يجب تشجيع الآباء على تسجيل أطفالهم المصابين بالصرع في المدارس مع الأطفال العاديين الآخرين. بهذه الطريقة يمكنهم استعادة احترامهم لذاتهم وتحقيق إمكاناتهم الكاملة.

الخرافة 18: الأشخاص الذين يعانون من نوبات لا يمكنهم التعامل مع الضغط العالي أو الوظائف التي تتطلب الكثير من المتطلبات

تم العثور على الأشخاص الذين يعانون من اضطرابات النوبات في جميع مناحي الحياة وعلى جميع المستويات في الأعمال التجارية والحكومة والفنون والمهن. لا يدرك الآخرون ذلك دائمًا لأن العديد من المصابين بالصرع ، حتى اليوم ، لا يتحدثون عنه أو حقيقة أنهم مصابون به خوفًا مما قد يعتقده الآخرون.

يمكن لمعظم المصابين بالصرع العمل ويمكنهم الحصول على وظائف مجزية. قد لا يزال البعض يعاني من نوبات ، ولكن يمكن أن يكون موظفًا ذا قيمة عند تعيينه في الوظيفة المناسبة أو عند إجراء التسهيلات. يجب النظر في قدرات كل شخص على حدة.

يتمتع الأشخاص المصابون بالصرع بنفس القدرات والذكاء مثل أي شخص آخر. يعاني البعض من نوبات شديدة ولا يستطيعون العمل ؛ الآخرون ناجحون ومنتجون في وظائف صعبة. يوجد الأشخاص المصابون باضطرابات النوبات في جميع أنماط الحياة وعلى جميع مستويات الأعمال والحكومة والفنون والمهن.

من أرباب العمل تقديم تعديلات أو تعديلات ، تسمى التسهيلات المعقولة ، ADA تتطلب لتمكين المتقدمين والموظفين ذوي الإعاقة من التمتع بفرص عمل متساوية ما لم يكن القيام بذلك مشقة لا داعي لها (أي صعوبة أو نفقات كبيرة). تختلف أماكن الإقامة حسب احتياجات الفرد ذي الإعاقة. لن يحتاج جميع الموظفين المصابين بالصرع إلى مكان إقامة أو يحتاجون إلى نفس أماكن الإقامة ، كما أن معظم أماكن الإقامة التي قد يحتاجها الشخص المصاب بالصرع ستنطوي على تكلفة قليلة أو بدون تكلفة. يجب على صاحب العمل توفير سكن معقول مطلوب بسبب الصرع نفسه ، أو آثار الدواء ، أو كليهما. على سبيل المثال ، قد يضطر صاحب العمل إلى استيعاب موظف غير قادر على العمل أثناء خضوعه لاختبارات تشخيصية لتحديد سبب نوباته أو بسبب الآثار الجانبية للأدوية. ومع ذلك ، ليس على صاحب العمل أي التزام بمراقبة العلاج الطبي للموظف أو التأكد من حصول الشخص على قسط كافٍ من الراحة أو تناول الأدوية على النحو الموصوف.

يمكن للأشخاص المصابين بالصرع التعامل مع الوظائف بمسؤولية وتوتر. تم العثور على الأشخاص الذين يعانون من اضطرابات النوبات في جميع مناحي الحياة. قد يعملون في الأعمال التجارية ، والحكومة ، والفنون ، وجميع أنواع المهن. إذا كان التوتر يؤثر على نوباتهم ، فقد يحتاجون إلى تعلم طرق لإدارة التوتر بشكل أفضل ، ولكن ، في رأيي ، يحتاج الجميع إلى تعلم كيفية التعامل مع التوتر بشكل أفضل. قد يكون هناك بعض أنواع الوظائف التي لا يستطيع المصابون بالصرع القيام بها بسبب مشاكل السلامة المحتملة. خلاف ذلك ، لا ينبغي أن يؤثر الصرع على نوع الوظيفة أو المسؤولية التي يتحملها الشخص.

الأسطورة 19: يبدو الأشخاص المصابون بالصرع مختلفين ويمكنك رؤيتهم من خلال مظهرهم

يبدو الأشخاص المصابون بالصرع كأشخاص عاديين ولن يعرف معظم الناس أبدًا أن الشخص قد تم تشخيصه بالصرع ما لم يكن الشخص المصاب بالصرع يعاني من نوبة يراها بنفسه. أود أن أقول إن حوالي تسعين بالمائة من المصابين بالصرع يخبرون الأصدقاء المقربين والعائلة فقط أنهم مصابون بالصرع. ويرجع ذلك أساسًا إلى وصمة العار المرتبطة بهذا الاضطراب والافتراضات التي يتخذها الآخرون بشأن الأشخاص المصابين بالصرع. لا توجد وسيلة لمعرفة ما إذا كان الشخص يعاني من الصرع أو النوبات بمجرد النظر إليها.

هناك العديد من الاختبارات المستخدمة في تقييم الشخص المصاب بالصرع. الأداة الرئيسية في تشخيص الصرع هي التاريخ الطبي الدقيق مع أكبر قدر ممكن من المعلومات حول شكل النوبات وما حدث قبل أن تبدأ مباشرة. الأداة الرئيسية الثانية هي مخطط كهربية الدماغ (EEG). هذا اختبار يسجل موجات الدماغ التي تلتقطها الأسلاك الدقيقة (الأقطاب) الموضوعة على فروة الرأس. تظهر موجات الدماغ أنماطًا خاصة قد تساعد الطبيب في التعرف على الصرع. عندما لا يُظهر مخطط كهربية الدماغ سبب الصرع ، قد يكون التصوير المقطعي المحوسب (التصوير المقطعي المحوسب) أو التصوير بالرنين المغناطيسي (التصوير بالرنين المغناطيسي) مفيدًا في بعض المرضى للبحث عن أورام أو ندبات أو حالات جسدية أخرى قد تسبب النوبات.

الخرافة 20: الصرع غالبًا ما يكون مصحوبًا بأمراض جسدية أخرى وإعاقات وإعاقات

نادرًا ما يكون الصرع مصحوبًا بأمراض جسدية أخرى وإعاقات وإعاقات. ومع ذلك ، هناك استثناءات ، عادة عندما يكون لدى الشخص بالفعل آلية مرضية كامنة يمكن أن تؤدي بعد ذلك إلى الصرع في وقت لاحق. يميل الأشخاص المصابون بالصرع إلى زيادة المشاكل الجسدية مثل الكدمات الناتجة عن الإصابات المرتبطة بالنوبات ، فضلاً عن ارتفاع معدلات الحالات النفسية ، بما في ذلك القلق والاكتئاب. يمكن أن يصاب الأشخاص المصابون بالصرع بجروح خطيرة أو حتى يموتون بعد النوبة لأنهم فاقدون للوعي ولا يمكنهم منع الإصابات مثل السقوط والغرق والحروق والنوبات المطولة.

لا يزال سبب الصرع غير معروف في حوالي خمسين بالمائة من الحالات على مستوى العالم. تنقسم أسباب الصرع إلى الفئات التالية: بنيوية ، ووراثية ، ومعدية ، ومناعة ، وغير معروفة. بعض الأمثلة على الأسباب المحتملة تشمل: تلف الدماغ الناجم عن أسباب ما قبل الولادة أو الفترة المحيطة بالولادة (فقدان الأكسجين أو الصدمة أثناء الولادة أو انخفاض الوزن عند الولادة) ، أو التشوهات الخلقية أو الحالات الوراثية المصاحبة لتشوهات الدماغ المصاحبة ، أو إصابة شديدة في الرأس ، أو سكتة دماغية تقيد الكمية وصول الأكسجين إلى الدماغ ، والتهاب الدماغ مثل التهاب السحايا والتهاب الدماغ أو داء الكيسات المذنبة العصبي ، وبعض المتلازمات الوراثية وأورام الدماغ.

الخرافة 21: الصرع معدي ويمكن أن ينتقل الاضطراب بلمسة بسيطة

لا يمكن نقل الصرع عن طريق الاتصال الشخصي الوثيق عن طريق التقبيل ، والعناق ، والجماع ، وما إلى ذلك. إنه مرض غير معدي يصيب الدماغ. بعض الأسباب المؤكدة هي التهابات الدماغ والسكتات الدماغية وصدمات الدماغ أو الأورام. غالبًا ما يظهر الصرع لأول مرة عند الأطفال والشباب ، على الرغم من أن أي شخص يمكن أن يصاب بالصرع في أي وقت. إنه أحد الآثار الجانبية لإصابات الدماغ الرضية ، والتي يمكن أن تحدث من حوادث السيارات ، أو السقوط ، أو المعارك ، أو في أي وقت يتعرض فيه الدماغ لضربة شديدة. يمكن أن يُصاب المحاربون القدامى بالصرع بعد إصابات الدماغ الرضحية التي لحقت بهم أثناء القتال من الانفجارات أو من أي عدد من السيناريوهات

هناك خرافة أخرى سمعتها تتعلق بهذا الأمر بالتحديد وهي: لا تلمس مريضًا يعاني من نوبة. سوف ينتقل الاضطراب إليك. ماذا؟! لا يصدق! يحتاج المريض المصاب بنوبة صرع إلى مساعدتك ويجب أن يحصل على الرعاية المناسبة. من المستحيل "التقاطه" من خلال ملامسة المريض ، كما أن مرض السكري أو ارتفاع ضغط الدم غير معديين. لا يمكن أن ينتقل الصرع للآخرين عن طريق لمس المريض

الخرافة 22: لا يمكن أن يكون الصرع ناتجًا عن حدث وقع قبل وقت طويل من حدوث النوبة الأولى.

يمكن أن يحدث الصرع بسبب حدث وقع قبل وقت طويل من حدوث النوبة الأولى. في حوالي سبعين بالمائة من الحالات ، لا يمكن العثور على سبب معروف. من بين الأشياء الباقية ، قد يكون أحد الأشياء التي يمكن أن تحدث فرقًا في طريقة عمل الدماغ. على سبيل المثال ، قد تؤدي إصابات الرأس أو نقص الأكسجين أثناء الولادة إلى تلف النظام الكهربائي الدقيق في الدماغ. قد تشمل الأسباب الأخرى السكتة الدماغية ، ومشاكل في نمو الدماغ قبل الولادة ، وأورام الدماغ ، والحالات الوراثية (مثل التصلب الحدبي) ، والتهابات مثل التهاب السحايا أو التهاب الدماغ.

تختلف أسباب الصرع حسب عمر الشخص. قد يكون لبعض الأشخاص الذين ليس لديهم سبب واضح للصرع سبب وراثي. ولكن ما ينطبق على كل عمر هو أن السبب غير معروف لحوالي نصف المصابين بالصرع.

قد يعاني بعض الأشخاص الذين ليس لديهم سبب معروف للصرع من شكل وراثي للصرع. قد يتسبب جين واحد أو أكثر في الإصابة بالصرع ، أو قد يحدث الصرع بسبب طريقة عمل بعض الجينات في الدماغ. يمكن أن تكون العلاقة بين الجينات والنوبات معقدة للغاية ولا يتوفر الاختبار الجيني حتى الآن للعديد من أشكال الصرع.

يعاني حوالي ثلاثة من كل عشرة أشخاص من تغير في بنية أدمغتهم مما يتسبب في حدوث العواصف الكهربائية الناتجة عن النوبات. قد يولد بعض الأطفال الصغار مع تغير هيكلي في منطقة من الدماغ تؤدي إلى حدوث نوبات. قد يعاني حوالي ثلاثة من كل عشرة أطفال يعانون من اضطراب طيف التوحد من نوبات. السبب الدقيق والعلاقة لا يزال غير واضح.

تعد التهابات الدماغ أيضًا من الأسباب الشائعة للصرع. تُعالج العدوى الأولية بالأدوية ، لكن العدوى يمكن أن تترك ندوبًا على الدماغ تسبب النوبات في وقت لاحق.

يمكن أن يعاني الأشخاص من جميع الأعمار من إصابات في الرأس ، على الرغم من أن إصابات الرأس الشديدة تحدث غالبًا عند الشباب. في منتصف العمر ، تكون السكتات الدماغية والأورام والإصابات أكثر تكرارًا. تعد السكتة الدماغية هي السبب الأكثر شيوعًا لحدوث نوبات صرع جديدة لدى الأشخاص الذين تزيد أعمارهم عن خمسة وستين عامًا.

يمكن أن تسبب النوبات أيضًا حالات أخرى مثل مرض الزهايمر أو غيرها من الحالات التي تؤثر على وظائف المخ.

بعض الأسباب المحتملة للصرع عند الأطفال حديثي الولادة هي: تشوهات الدماغ ، ونقص الأكسجين أثناء الولادة ، وانخفاض مستويات السكر في الدم ، والكالسيوم في الدم ، والمغنيسيوم في الدم أو مشاكل الكهارل الأخرى ، والأخطاء الفطرية في التمثيل الغذائي ، والنزيف داخل الجمجمة ، وتعاطي الأم للمخدرات.

بعض الأسباب المحتملة للصرع عند الرضع والأطفال هي: الحمى (نوبات الحمى) ،
ورم المخ (نادرًا) ، والعدوى.
بعض الأسباب المحتملة للصرع عند الأطفال والبالغين هي: الحالات الخلقية (متلازمة
داون ، متلازمة أنجلمان ، التصلب الحدبي والورم العصبي الليفي) ، العوامل الوراثية ،
مرض الدماغ التدريجي (نادر) ، وصدمات الرأس (عادة من حوادث السيارات أو ضربة
في الرأس).
بعض الأسباب المحتملة للصرع عند كبار السن هي: السكتة الدماغية ، ومرض
الزهايمر ، و / أو الصدمة.

الخرافة 23: من الممكن توقع النوبات إذا حاولت بجدية كافية

يتلقى الأشخاص المصابون بالصرع تحذيرًا في بعض الأحيان فقط قبل حدوث النوبة. عادة ما يكون هذا قبل ثوانٍ من بدايتها ولكن لا يمكن للشخص إيقاف النوبة بمجرد أن تبدأ. يعاني بعض الأشخاص من إحساس يسمى الهالة قبل بدء النوبة. الهالة هي شعور أو تجربة قد تحذر الشخص من أن نوبة أشد قد تكون على وشك البدء. الهالة هي بداية نوبة جزئية بسيطة قبل أن تنتشر إلى مناطق أخرى من الدماغ. تشمل أمثلة الهالة الشعور بالخوف أو المرض أو رائحة أو طعم غريب.

لا يقتصر القلق على الشخص المصاب بالصرع على النوبات التي يتم رؤيتها فحسب ، بل تلك التي لا يتم اكتشافها. هذا ينطبق بشكل خاص على النوبات التي قد يتعرض لها الشخص أثناء نومه.

الهدف من علاج الصرع هو استخدام الأدوية والعلاجات الأخرى للحفاظ على الشخص خاليًا من النوبات لأطول فترة ممكنة وبالتالي منع الإصابة أو الغرق أو الحروق أو النوبات لفترات طويلة. ومع ذلك ، من الممكن أن يعتقد الشخص أن صرعه قد تم السيطرة عليه ، ولكن لا يزال من الممكن أن يصاب بنوبات صرع في الليل لا يعرفها.

مصدر قلق آخر بشأن النوبات هو خطر الموت المفاجئ غير المتوقع في حالة الصرع (SUDEP). يحدث هذا عندما يموت الشخص فجأة بعد نوبة صرع. على الرغم من أن الأسباب الدقيقة غير معروفة ، فإن التغيرات في التنفس (مثل شيء يخنق الشخص) أو ضربات القلب يمكن أن تكون عاملاً. من خلال اكتشاف النوبات ، قد تكون أجهزة الصرع قادرة على منع SUDEP.

مهم للأشخاص المصابين بالصرع. يتيح ذلك لمقدمي Medic Alert ارتداء سوار خدمات الطوارئ الطبية التعرف بسرعة على الشخص المصاب بالصرع والاتصال بجهات الاتصال في حالات الطوارئ. يتوفر عدد من أجهزة التنبيه بالنوبة. تتراوح هذه الأساور المعدنية التقليدية إلى الأساور الناعمة المصنوعة من السيليكون. يرتدي بعض الأشخاص أيضًا قلادات على شكل علامة كلب مكتوب عليها "الصرع". قد توجه هذه الملحقات أيضًا موظفي الطوارئ إلى بطاقة المحفظة التي تعرض قائمة الشخص بالأدوية المزمنة بنقش رقم شخصي وموقع ، American Medical ID ستقوم بعض الشركات ، مثل ويب لمقدم الرعاية الصحية للذهاب إليه. يحتوي الموقع الإلكتروني على سجل طبي للشخص الذي يرتدي السوار. يتيح ذلك الوصول السريع إلى قوائم الأدوية والمعلومات الصحية لمساعدة الشخص في الحصول على رعاية طبية سريعة.

يمكن وضع أجهزة المراتب تحت مرتبة الشخص. إذا تعرضوا لنوبة ، فإن الاهتزاز سوف يسبب اهتزازات تؤدي إلى إطلاق إنذار. تتضمن أمثلة أجهزة المراتب المتاحة جهاز

يمكن أن توفر هذه الشاشات راحة Emfit MM. وجهاز مراقبة النوم Medpage إنذار حركة البال للآباء الذين يشعرون بالقلق من أن طفلهم قد يصاب بنوبة أثناء النوم دون علمهم. هناك خيار آخر لمراقبة النوبات وهو جهاز الكاميرا. تستخدم هذه الأجهزة كاميرا تعمل بالأشعة تحت الحمراء عن بُعد لاكتشاف الحركات. إذا كان لدى الشخص النائم حركات غير عادية ، مثل نوبات الاهتزاز ، ستطلق الكاميرا إنذارًا. أحد الأمثلة على كاميرا التنبيه بالنوبات SAMi. سيرسل هذا الجهاز إشعارًا إلى هاتف الشخص ويسجل فيديو لنوبة الشخص. يمكن أن يساعد ذلك الأطباء في عرض النوبة وتقديم مزيد من المعلومات حول نوع النوبة وطبيعتها.

الأسطورة 24: يعاني الشخص المصاب بالنوبة من ألم أثناء النوبة

يكون الشخص المصاب بالنوبة فاقدًا للوعي وبالتالي لا يشعر بأي شيء أثناء النوبة. عندما تنتهي النوبة ويستيقظ الشخص ، سيتم الخلط بينه وبين ما حدث ، و عندما يستعيد و عيه ، سيبدأ في الشعور بالألم من أي إصابة قد تكون أصيب بها أثناء النوبة.

ليس من الضروري دائمًا استدعاء سيارة إسعاف عند إصابة الشخص بنوبة صرع. ما لم تستمر النوبة لأكثر من خمس دقائق (من بداية النوبة) ، أو تلتها سلسلة من النوبات ، نادرًا ما يكون من الضروري استدعاء سيارة إسعاف ما لم يكن الشخص مصابًا بجروح بالغة وسيحتاج إلى رعاية طبية أو دخول المستشفى. هناك أدوية يمكن استخدامها لوقف النوبات المطولة ، ولكن بشكل عام ، دع النوبة تأخذ مجراها.

إذا استمرت النوبة لأكثر من خمس دقائق ، فإنها تسمى الحالة الصرعية ويمكن أن تسبب الوفاة إذا لم يتم إيقافها. في هذه الحالة ، يجب نقل الشخص إلى المستشفى حيث سيحصل على حقنة بالدواء لوقف النوبة.

الأسطورة 25: لا يمكن السيطرة على الصرع بشكل فعال

يمكن السيطرة على الصرع بشكل فعال باستخدام الأدوية المضادة للصرع وليس كل شخص مصاب بالصرع يعاني من نوبات متكررة. يعاني بعض الأشخاص من نوبات متكررة ، وأحيانًا يعانون من أكثر من نوبة واحدة يوميًا ، بينما يتم التحكم بشكل أكبر في الآخرين ، ويعانون منها مرة واحدة فقط في السنة. يتمتع بعض الأشخاص بإدارة ممتازة للنوبات ولم يتعرضوا لنوبة لمدة عقد أو أكثر. توفر أدوية الصرع تحكمًا جيدًا في الغالبية العظمى من الأشخاص الذين يتلقون الدواء. ومع ذلك ، هناك البعض ممن لم يساعدهم العلاج ولديهم صرع مستعصي على الحل. يؤثر الصرع على كل شخص بشكل مختلف.

هناك الكثير من الأدوية المختلفة المستخدمة لعلاج الصرع ، وتعرف هذه الأدوية بالأدوية المضادة للصرع. الهدف من العلاج بالعقاقير هو السيطرة على النوبات مع الحد الأدنى من الآثار الجانبية ، ويفضل أن يكون ذلك باستخدام دواء واحد. يعتمد الاختيار والجرعة الدقيقة على نوع النوبة ، ولكن من المرجح أن يبدأ معظم المرضى إما بفالبروات الصوديوم أو كاربامازيبين. تشمل الأدوية الأخرى التي يمكن استخدامها الأدوية الأحدث المضادة للصرع ، لاموتريجين وجابابنتين. يميل عقار الفينيتوين الأقدم إلى أن يكون مخصصًا للحالات التي يصعب علاجها بسبب آثاره الجانبية غير السارة.

تشمل الأدوية الأخرى المستخدمة في علاج الصرع المهدئات ومضادات الاكتئاب ، إما للمساعدة في السيطرة على الأعراض الأولية أو لتخفيف الآثار الجانبية للعلاج. قد تكون بعض أنواع العلاج التكميلي مفيدة في هذا الصدد ، مثل تقنيات الاسترخاء والتدليك واليوجا والعلاج بالروائح.

يتم تشخيص الصرع بشكل أساسي من قبل الطبيب الذي يستمع بعناية إلى وصف الطريقة التي حدثت بها النوبة ، ويفضل أن يكون ذلك من قبل شخص شاهدها. يوفر مخطط النشاط الكهربائي في الدماغ وفحص الدماغ ، عادةً عن طريق (EEG) كهربية الدماغ معلومات إضافية لطبيب الأعصاب أو أخصائي ، (MRI) التصوير بالرنين المغناطيسي الصرع لتشخيص نوع الصرع وتحديد الأدوية المضادة للصرع الأفضل لعلاج المريض.

يخضع عدد متزايد من الأشخاص لعملية جراحية لعلاج الصرع. هذا ينطبق بشكل خاص على الشباب الذين يعانون من نوبات جزئية بسيطة ، تنشأ في الفص الصدغي من قشرة الدماغ ، والتي لا تستجيب للعلاج بالعقاقير. تساعد فحوصات التصوير بالرنين المغناطيسي والاختبارات الأخرى في تحديد المنطقة الدقيقة من الدماغ المصابة بحيث يمكن إزالتها.

هناك علاجات أخرى تستخدم لعلاج الصرع إذا لم يعمل الدواء جيدًا بما يكفي بالنسبة لك ، فقد ينصحك مقدم الرعاية الصحية بأنواع أخرى من العلاج مثل

يرسل هذا العلاج نبضات صغيرة من الطاقة إلى الدماغ (VNS): تحفيز العصب المبهم من أحد الأعصاب المبهمة. هذا زوج من الأعصاب الكبيرة في الرقبة. إذا كنت تعاني من

عن VNS خيارًا. يتم إجراء VNS نوبات جزئية لا يتم التحكم فيها جيدًا بالأدوية ، فقد يكون عن طريق وضع بطارية صغيرة جراحيًا في جدار الصدر. ثم يتم توصيل الأسلاك الصغيرة بالبطارية وتوضع تحت الجلد وحول أحد الأعصاب المبهمة. ثم تتم برمجة البطارية لإرسال نبضات طاقة كل بضع دقائق إلى الدماغ. عندما تشعر بنوبة صرع قادمة ، يمكنك تنشيط النبضات عن طريق وضع مغناطيس صغير فوق البطارية. في كثير من الحالات ، سيساعد آثار جانبية مثل صوت أجش أو ألم في الحلق VNS هذا في إيقاف النوبة. يمكن أن يكون لـ أو تغير في الصوت.

الجراحة: يمكن إجراء عملية جراحية لإزالة جزء الدماغ الذي تحدث فيه النوبات. أو تساعد الجراحة على وقف انتشار التيارات الكهربائية السيئة عبر الدماغ. قد تكون الجراحة خيارًا إذا كان من الصعب السيطرة على نوباتك وتبدأ دائمًا في جزء واحد من الدماغ لا يؤثر على الكلام أو الذاكرة أو الرؤية. تعتبر جراحة نوبات الصرع معقدة للغاية. يتم إجراؤها من قبل فريق جراحي متخصص. قد تكون مستيقظًا أثناء الجراحة. المخ نفسه لا يشعر بالألم. إذا كنت مستيقظًا وقادرًا على اتباع الأوامر ، فسيكون الجراحون أكثر قدرة على فحص مناطق دماغك أثناء الإجراء. الجراحة ليست خيارًا متاحًا لكل من يعاني من النوبات إذا كنت مصابًا بالصرع ، فيمكنك إدارة صحتك والتعايش معها. اكتشاف إصابتك بالصرع ليس نهاية العالم. من الممكن السيطرة على الصرع بمساعدة طبيب الأعصاب والأدوية المضادة للصرع. فقط تأكد من أنك: تتناول الأدوية المضادة للصرع تمامًا وفقًا للتوجيهات (الأوقات التي تتناول فيها الدواء مهمة جدًا أيضًا لأنك تحتاج إلى الحفاظ على مستويات الأدوية في مجرى الدم عند نفس المستوى طوال الوقت) ، تأكد من حصولك على قسط كافٍ من النوم (غالبًا ما يؤدي قلة النوم إلى حدوث نوبة صرع) ، وتجنب أي شيء قد يؤدي إلى حدوث نوبة (لدى الأشخاص المختلفين محفزات مختلفة، لذلك ستحتاج إلى معرفة ما هي محفزاتك وتجنبها) ، قم بإجراء اختبارات مثل في كثير من الأحيان حسب الحاجة (إذا قام طبيب الأعصاب بتحديد مواعيد لاختبارات معينة ، فانتقل إلى الاختبارات لأن طبيب الأعصاب لديك لديه أسبابه لطلب إجراء الاختبار) ، فتأكد من زيارة مقدم الرعاية الصحية وطبيب الأعصاب بانتظام (هذا سيمنحك أيضًا بعض راحة البال).

من المهم الاتصال بمقدم الرعاية الصحية الخاص بك إذا ساءت الأعراض الخاصة بك وكنت تعاني من النوبات بشكل متكرر أكثر من ذي قبل أو إذا كان لديك آثار جانبية من الدواء. يمكن أن يعاني معظم الأشخاص الذين يبدأون في تناول الأدوية المضادة للصرع لأول مرة من بعض الآثار الجانبية الصغيرة ، ولكن إذا كانت تتداخل مع حياتك اليومية ، فستحتاج إلى التحدث إلى طبيب الأعصاب حول تجربة نوع آخر من الأدوية.

تحدث النوبة عندما يكون لجزء أو أكثر من أجزاء الدماغ موجة من الإشارات الكهربائية غير الطبيعية التي تقطع الإشارات العادية. هناك أنواع عديدة من النوبات. يمكن أن يتسبب كل منها في أنواع مختلفة من الأعراض. تتراوح هذه من حركات الجسم الطفيفة إلى فقدان الوعي والتشنجات. يحدث الصرع عندما تصاب بنوبتين أو أكثر بدون سبب

أو VNS معروف. يعالج الصرع بالأدوية. في بعض الحالات ، يمكن علاجها باستخدام الجراحة. من المهم تجنب أي شيء يسبب النوبات. وهذا يشمل قلة النوم.

الأسطورة 26: الشخص المصاب بالصرع يجلب وصمة العار للأسرة ولذا يجب إخفاؤه

ترتبط وصمة العار بكل من الشخص المصاب بالصرع وأفراد أسرته لعدة أسباب أولاً ، أظهرت العديد من الدراسات أن وصمة العار المرتبطة بالمرض لها تأثيرات قوية على الحالة الاقتصادية ، والرفاهية النفسية ، والتفاعلات الاجتماعية ، والصحة العامة ، أكبر من آثار المرض نفسه.

ثانيًا ، يمكن أن تتداخل وصمة العار مع الوصول في الوقت المناسب إلى الرعاية الصحية والتشخيص المبكر والعلاج والالتزام بالتوصيات العلاجية ونمط الحياة لأن الشخص و / أو أسرته وأصدقائه لا يريدون أن يعرف الآخرون أنهم مصابون بالصرع أو أحد أفراد الأسرة مصاب بالصرع. أظهرت دراسة في بريطانيا قارنت الصرع لدى الأشخاص من أصل هندي مع السكان الأصليين أن عددًا أقل من الأشخاص من أصل هندي حصلوا على الرعاية الطبية بسبب الإكراه الأكبر لإخفاء الصرع. لجأ العديد من المستجيبين بدلاً من ذلك إلى العلاجات البديلة ، لا سيما عندما فشلت النوبات في الاستجابة للعلاج الطبي الحديث.

ثالثًا ، الوصمة مرتبطة بمجموعة واسعة من العواقب النفسية والاجتماعية ، بما في ذلك فقدان احترام الذات والانسحاب الاجتماعي والعزلة ، وغالبًا ما تؤثر على الآخرين داخل الشبكة الاجتماعية. في جنوب الهند ، على سبيل المثال ، كان آباء الأطفال المصابين بالصرع يميلون إلى عزل أنفسهم عن الآخرين في شبكتهم الاجتماعية.

رابعًا ، يمكن للوصمة أن تؤثر على توفير الرعاية للأشخاص المصابين بالصرع. التصورات السلبية عن الصرع بين المهنيين الطبيين والتمييز الهيكلي الناجم عن الوصم يمكن أن يضعف استخدام الخدمة ، لا سيما عندما يكون هناك ندرة في الموارد للعلاج وإعادة التأهيل والبحث.

قد يعاني الشخص المصاب بالصرع من مجموعة من المشاعر مثل الغضب والإحباط والاكتئاب. القلق على المستقبل والاستجابات السلبية من الأصدقاء والعائلة يمكن أن تجعل الشخص يشعر بالضعف والوحدة. يمكن أن يؤدي التعايش مع الصرع إلى تحديات شخصية ، لكن لا يجب أن يؤدي إلى عدم القدرة على عيش حياة مجزية وكاملة.

يعد الصرع أحد أكثر الاضطرابات العصبية خطورة شيوعًا في العالم. أكثر من خمسين مليون شخص في جميع أنحاء العالم يعانون من الصرع ، ويعيش ثمانون في المائة في البلدان النامية التي تكافح اقتصاديًا. تشير معدلات انتشار الصرع المقدرة إلى أن ما بين ستة إلى عشرة ملايين شخص يعانون من الصرع في الهند. تقدم العلاج الطبي والجراحي للصرع بشكل كبير في الماضي القريب. مغفرة النوبة ممكنة في ما يصل إلى سبعين بالمائة من المرضى مع العلاج المناسب وفي الوقت المناسب. أتاح ظهور أدوات التشخيص المتقدمة مثل مخطط كهربية الدماغ بالفيديو والتصوير بالرنين المغناطيسي وغيرها من

التحقيقات الإضافية تحديد متلازمات الصرع المحددة التي تستجيب بشكل أفضل للجراحة على الرغم من هذه التطورات العلمية ، كان هناك القليل من التقدم الملموس في إعادة تأهيل الأشخاص المصابين بالصرع ، مما يؤكد الجدل القائل بأن الصرع موجود في عالمين متوازيين ـ أحدهما من التطورات العلمية في إدارة الصرع حيث شوهد تقدم هائل والآخر ، عالم أكثر قتامة من الخرافات والأحكام المسبقة التي لا تزال تقاوم تمامًا المبادرات العديدة للأشخاص المصابين بالصرع. بغض النظر عن نوع الصرع ، تستمر هذه الحالة في إحداث تأثيرات واسعة النطاق على مجالات متعددة من حياة الفرد. على سبيل المثال ، يمكن أن تؤدي النوبة التي لا تستغرق سوى بضع ثوانٍ إلى فقدان امتيازات القيادة بالكامل ، حيث لا يزال القانون الهندي يرفض منح التراخيص للأشخاص المصابين بالصرع. يمكن أن يؤثر الصرع على الاستقلال الاقتصادي من خلال فقدان الإنتاجية أو العمالة أو العمالة الناقصة بسبب القيود المفروضة على التعليم. علاوة على ذلك ، يتعين على الأشخاص المصابين بالصرع التعامل مع الآثار الجانبية للأدوية وقيود نمط الحياة اللازمة لإدارة حالتهم.
بالإضافة إلى ذلك ، فإن الأشخاص المصابين بالصرع معرضون للخطر بشكل مضاعف بسبب وصمة العار المنتشرة حول الحالة في معظم المجتمعات. أظهرت الأبحاث من الولايات المتحدة الأمريكية وإيران وإثيوبيا وزامبيا وفيتنام والصين بالإضافة إلى العديد من الدول الأوروبية والشرق أوسطية أن وصمة العار المرتبطة بالصرع هي مصدر قلق كبير في جميع أنحاء العالم. غالبًا ما يفشل الأطباء ، رغم أنهم غالبًا ما يكونون دقيقين في تشخيصهم وعلاجهم ، في معالجة وصمة العار والعبء النفسي والاجتماعي المصاحب لحالات مثل الصرع
مع التركيز في المقام الأول على سكان أوروبا وأمريكا الشمالية ، انخرطت أعمال في التجارب الحية للأشخاص المصابين Conrad و Hopkins و Scambler العلماء مثل بالصرع وأسفرت عن فهم أفضل لوصمة العار ، وخاصة الصرع. هناك مفهومان رئيسيان انبثقا عن سكامبلر وهوبكنز يميزان بين وصمة العار "المُفعَّلة" و "المحسوسة". تشير وصمة العار إلى أعمال أو حالات من التمييز ضد الأشخاص المصابين بالصرع على أساس عدم قبولهم أو دونهم. يمكن أن يشمل ذلك التمييز الصريح في مكان العمل أو المؤسسة التعليمية ، أو الإهمال ، أو العداء ، أو الإساءة ، أو ما وصفه المستجيبون بالتمييز "العادل والمشروع" ، مثل حظر القيادة أو تشغيل الآلات الثقيلة. تشير "وصمة العار" إلى توقع أو الخوف من وصمة العار أو ردود الفعل السلبية على قبول الصرع ، والتي تشمل أيضًا مشاعر "الاختلاف" والعار. لا يجب أن تستند وصمة العار إلى التجارب الشخصية للوصمة التي يتم إجراؤها ، ولكنها غالبًا ما تُبنى على الاستجابات الاجتماعية المتصورة للصرع ، وهي منهكة مثل وصمة العار نفسها.
تعتبر وحدة الأسرة مكونًا ضروريًا لفهم عمليات وصمة العار. اقترح شنايدر وكونراد أن الآباء قد يقومون في الواقع (بوعي أو لا شعوري) بغرس وصمة العار في أطفالهم من خلال تصوراتهم ومواقفهم وأفعالهم. هذه البصيرة الخاصة ذات صلة بالممارسين الطبيين الذين يعملون مع الأشخاص المصابين بالصرع في الهند ، حيث يتم اتخاذ قرار طلب العلاج

في كثير من الأحيان في محيط الأسرة ويتم أيضًا التوسط في التفاعل بين المريض والطبيب من خلال أفراد الأسرة.

يجب فهم وصمة العار فيما يتعلق بالأداء النفسي الروتيني (الميول إلى التصنيف) ، والعمليات الاجتماعية والتجمعات وكذلك المتغيرات الهيكلية داخل المجتمعات ، مثل القوة الاجتماعية ، وأدوار الجنسين والعدالة الاجتماعية. لا يمكن للمهنيين الطبيين الذين يعملون مع الأشخاص المصابين بالصرع في الهند معالجة الحالة في فراغ. يجب أن يكون لدى المهني الطبي فهم جيد للأداء النفسي الفردي والموارد ، وديناميكيات الأسرة ، والقوة المنزلية وأدوار الجنسين بالإضافة إلى التصورات الاجتماعية والثقافية الأوسع للحالة.

تتجلى وصمة العار المرتبطة بالصرع بين الأشخاص الذين يعيشون مع هذه الحالة في الهند ، على المستويات الفردية والعائلية والاجتماعية والهيكلية. تساهم المستويات المتعددة التي يمكن من خلالها تجربة الوصمة في "عبء" الصرع بطرق لا يمكن بالضرورة قياسها كمياً باستخدام المقاييس التقليدية مثل مقاييس الوفيات والمراضة. على المستوى الفردي ، يمكن للوصمة أن تتجلى في شكل تراجع الثقة بالنفس ، والانسحاب ، والعزلة المفروضة على الذات ، والخسائر المالية ، والميل إلى استيعاب الشعور بالعار ، بالإضافة إلى التصورات السلبية عن الذات والصرع ، وكلها لها العديد من التنوءات. تأثيرات الانحدار على جميع جوانب حياة الفرد تقريبًا. على مستوى الوحدات الاجتماعية الأكبر ، تتجلى وصمة العار بطرق لا حصر لها. على سبيل المثال ، يمكن أن تؤثر الوصمة المرتبطة بالصرع على المتغيرات الاجتماعية مثل التكامل الاجتماعي ، ومدى التفاعل مع الشبكات الاجتماعية وأنشطة مجموعات الأقران. قد يُحرم الطفل الصغير المصاب بالصرع من الحصول على التعليم المستمر لأن المواقف الاجتماعية في المؤسسات التعليمية متحيزة وتمييزية. في بلد تظل فيه غالبية الزيجات مرتبة ، قد تواجه أسر المصابين بالصرع وصمة العار عندما يحاولون ترتيب الزيجات. قد يرفض أصحاب العمل توظيف الموظفين المحتملين المصابين بالصرع ، أو يرفضون التقدم للموظفين الحاليين المصابين بالصرع.

يمكن رؤية الوصمة الهيكلية في سياسات المؤسسات الخاصة والحكومية ، التي تميز بشكل منهجي أو تقيد الفرص المتاحة للفئات الموصومة. ومن أهم هذه المؤسسات هو القانون. يمكن أن يكون القانون قوة قوية تكافح ضد وصمة العار في المجتمع وفي هيكلة المقاومة الفردية للوصمة. وبالمثل ، يمكن أن تلعب العديد من الأدوار في تأكيد أو تشريع وصمة العار. أجرى الناس مسحًا لقوانين الولايات في الولايات المتحدة لتوضيح التمييز الهيكلي المنهجي المرتبط بالأمراض العقلية. يقدم التاريخ القانوني الهندي دليلاً ثابتًا على وصمة العار الهيكلية ضد الأشخاص المصابين بالصرع على الرغم من التصريحات الواردة في منشورات منظمة الصحة العالمية والتي تفيد بأن التراكيب القانونية للصرع في الهند قد تطورت. على سبيل المثال ، ألغى قانون الزواج الهندوسي لعام 1955 وقانون الزواج الخاص لعام 1954 الزواج إذا تعرض الشريك "لهجمات متكررة من الجنون والصرع". أدت عدة سنوات من النضال القانوني من قبل جمعية الصرع الهندية إلى إزالة الصرع كمعيار للإبطال تقريبًا في نهاية القرن العشرين. سوف تكشف نظرة عامة موجزة

عن السجلات القضائية للقرن العشرين أن هذا الحكم بالذات قد استخدم على نطاق واسع للتمييز ضد النساء المصابات بالصرع على وجه الخصوص. حتى بعد أن ألحقت قوانين الزواج التطورات الطبية والتفاهمات المتعلقة بالصرع ، فإنها تظل قضية خلافية في محاكم الأسرة في جميع أنحاء الهند. غالبًا ما يتم بناء الممارسة المؤسفة ولكن الشائعة المتمثلة في إخفاء الصرع عن الأزواج على أنها احتيال ووحشية ، ولا تزال الحالة تقدم كدليل كاذب على أن الأشخاص المصابين بالصرع غير قادرين على الحفاظ على الحياة الزوجية. أظهرت البيانات الحديثة من الولايات المتحدة أن النوبات كانت مسؤولة عن حوادث السيارات المميتة بنسبة أقل (0.2٪) من القيادة تحت تأثير الكحول (31٪). على عكس الولايات المتحدة الأمريكية والعديد من البلدان الأخرى ، لا يسمح قانون المركبات الآلية في الهند بإصدار ترخيص لقيادة سيارة إذا كان مقدم الطلب مصابًا بالصرع. على الرغم من الالتماس الذي قدمته مجموعات المصالح إلى الحكومة الهندية للسماح قانونًا للأشخاص المصابين بالصرع بالقيادة ، لم يكن هناك تقدم يُذكر على هذه الجبهة. علاوة على ذلك ، يتم إصدار التغطية التأمينية للأشخاص المصابين بالصرع في الهند بأسعار غير مواتية ، ويُحرم الأشخاص المصابون بالصرع من المزايا في حالة وقوع حوادث / وفيات تحدث بسبب الصرع

إن غياب الهياكل القانونية المناسبة التي تقيد أو تخفف من السلوك التمييزي ضد الأشخاص المصابين بالصرع يتجلى بنفس القدر في وصمة العار الهيكلية ضد الصرع في الهند. بينما تضمن قوانين الإعاقة في أمريكا الشمالية والمملكة المتحدة أن أصحاب العمل يمكنهم التأكد من أن الموظفين المصابين بالصرع لا يواجهون التمييز في مكان العمل من الموظفين الآخرين أو فيما يتعلق بالوصول إلى مهن معينة ، لا توجد أحكام قانونية مماثلة في الهند حتى الآن. لذلك ، لا يزال الصرع في الهند أسبابًا محتملة لرفض الوصول إلى العمل إذا اكتشف أصحاب العمل ، على سبيل المثال ، صرع الموظف أو الموظف المحتمل واعتبروا أنهم عاطلون عن العمل بسبب صحتهم لأن صاحب العمل ضمن حقوقهم القانونية للقيام بذلك.. قد يديم القانون الهندي ، بصيغته الحالية ، الوصم من خلال تشجيع الأشخاص المصابين بالصرع على الاستمرار في الإخفاء والسرية المنهجيين حول حالتهم ، بدلاً من منحهم مساحة للإفصاح والقبول والحماية والنشاط. تتجلى الوصمة الهيكلية أيضًا من خلال عدم وجود تراكيب قانونية دقيقة ومرنة للصرع ، والتي تعكس المعرفة الطبية الحالية للحالة. يعد نقص الأماكن العامة المخصصة لمرضى الصرع دليلاً آخر على الوصمة الهيكلية العميقة الكامنة حول الصرع في الهند. على سبيل المثال ، لا توجد برامج توعية على المستوى الوطني لتعزيز التصورات الدقيقة للصرع في الهند ، ويتم استبعاد الصرع بشكل منهجي في سياسات الصحة العامة الوطنية ، على الرغم من الملايين الذين يتعايشون مع هذه الحالة ويواجهون العديد من التحديات اللاحقة.

يعد قياس وصمة العار أو تقييمها مهمة صعبة ، لأنها تتطلب أدوات حساسة ثقافيًا لكنها قابلة للتطبيق عالميًا. تشمل الأدوات التي تسمح بالتقدير الكمي الاستبيانات (لا سيما المعرفة والمواقف والممارسات المبلغ عنها) التي تستخرج بعض المعلومات حول المجموعة الحالية

من المعتقدات والتصورات حول حالة صحية معينة. إحدى الأدوات الشائعة الاستخدام هي أداة فحص مكونة من ثلاثة أسئلة. هذه العبارات هي "أشعر أن بعض الناس غير مرتاحين معي" ، "أشعر أن بعض الناس يعاملونني كشخص أدنى" و "أشعر أن بعض الناس يفضلون تجنبي." تم تطويره في الأصل للسكتة الدماغية وتم تكييفه لاحقًا لاستخدامه في الصرع. استخدم بعض الباحثين أدوات أكثر تفصيلاً مع عشرة أسئلة أو أكثر. تسمح المقاييس أيضًا للباحثين بالقدرة على حساب مدى وصمة العار والتغيرات فيها. على سبيل المثال ، أوضح العمل في الولايات المتحدة وألمانيا الغربية وبريطانيا وإيطاليا كيف تغيرت التصورات العامة السلبية حول الصرع والأشخاص المصابين بالصرع تدريجيًا على مدار القرن العشرين. ومع ذلك ، فإن النهج الكمية لها حدودها ، والتي يمكن تلبيتها باستخدام مجموعة من الأدوات الكمية والنوعية ، والتي لها مزايا أخرى. تشمل الأساليب النوعية مقابلات المخبرين ، ومناقشة مجموعة التركيز ، ومراقبة المشاركين ، وكلها تسمح للمحققين بفهم أكثر تفصيلاً لأسلوب عمل وصمة العار والتحيز.

يسمح قياس الوصمة للباحثين أيضًا بفرصة تحديد الأسباب المحتملة التي تؤثر على الوصمة. تشير مراجعة الأدبيات الموجزة إلى وجود تباين كبير في العوامل المرتبطة بالوصمة. على سبيل المثال ، تشير بعض الدراسات إلى وجود صلة بين طول فترة مغفرة النوبة ومستويات وصمة العار. أفادت دراسة أوروبية عن أسباب وصمة العار أن تكرار النوبات كان مرتبطًا بشكل إيجابي بالوصمة في معظم البلدان المشمولة في هذه الدراسة. ومع ذلك ، فقد أفاد باحثون آخرون على عكس ذلك بأن وصمة العار أو نوعية الحياة قد لا تكون بالضرورة مرتبطة بتكرار النوبات. عوامل أخرى مثل الجنس (بلجيكا (QOL) والبرتغال والمملكة المتحدة) والعمر المبكر لبداية المرض (فرنسا وألمانيا وإيطاليا وإسبانيا والمملكة المتحدة) والمدة الأقصر للصرع (هولندا وبولندا وتركيا) ومعرفة محدودة بالصرع (ألمانيا وإيطاليا) وهولندا وبولندا والبرتغال وتركيا) ارتباطًا كبيرًا بوصمة العار. الأشخاص خارج إطار الزواج (الذين لم يتزوجوا مطلقًا أو مطلقون / منفصلون أو أرامل) يعتبرون وصمة عار أعلى من غيرهم. المتغيرات الأخرى التي تشير إلى ارتفاع وصمة العار هي الاجتماعية والاقتصادية والديموغرافية والطبية الحيوية. ارتبطت وصمة العار المرتفعة بالبطالة ، والدخل المحدود ، وضعف السيطرة على النوبات ، والتدخل الأكبر للنوبات في الأنشطة اليومية ، وانخفاض مستويات الثقة في إدارة الصرع ، والمزيد من النتائج السلبية مع النوبات وانخفاض رضا المريض.

على الرغم من زيادة العمل على تقييم وصمة العار المرتبطة بالصرع في العالم المتقدم ، هناك عدد قليل من البحوث المنهجية المماثلة حول الوصمة المرتبطة بالصرع في كثير من العالم النامي ، وبالتأكيد في جنوب آسيا. كان هناك بحث حول وصمة العار المرتبطة بالصرع في ولايات مثل ولاية كيرالا وكارناتاكا. تستخدم مجموعة العمل الحالية نهج المستشفى والسكان التي تتضمن الاستبيانات. في مانجالور ، وجد أن الوصم كان مرتبطًا بعمر المستفتى وتعليمه على الرغم من أنه لا علاقة له بالجنس والوضع المهني. ومع ذلك ،

فإن الجذور والمظاهر والمحددات المختلفة للوصمة المرتبطة بالصرع في الهند لم يتم التحقيق فيها بشكل شامل.

من أكثر الاستجابات الفردية والعائلية للوصمة شيوعًا هو الإخفاء أو الإخفاء الجزئي. في حالة الصرع ، هذا يعني أنهم يخفون جميع العلامات الملموسة للحالة ، مثل الأدوية أو النوبات نفسها ، قدر الإمكان. يتجنب الأشخاص المصابون بالصرع الوصم أو يحاول الحد منه من خلال إدارة المعلومات من خلال عمليتين: إما الإخفاء العام أو الكشف الانتقائي. ومع ذلك ، فإن الإخفاء كاستراتيجية لإدارة وصمة العار له عيوبه ومن المعروف أنه يساهم في زيادة توقعات الرفض والوصم ، مما يؤدي في كثير من الأحيان إلى حلقة مفرغة من السرية والانسحاب والعزلة والسلوكيات غير القابلة للتكيف اجتماعيًا.

في السنوات الأخيرة ، ظهرت منظمة الصحة العالمية والمكتب الدولي للصرع والرابطة الدولية لمكافحة الصرع بحملة عالمية ضد الصرع تسمى "الخروج من الظل". كان أحد الموضوعات الرئيسية لهذه المبادرة هو الحد من وصمة العار حول هذه الحالة ، وحاولت البرامج بما في ذلك المشاريع الإيضاحية في الصين والبرازيل ودول أخرى تحسين وصمة العار. حدد المشروع الإيضاحي في الصين فجوة معرفية مستمرة وكبيرة في المناطق الريفية في الصين فيما يتعلق بجميع جوانب الصرع تقريبًا. هنا ، يلجأ الناس إلى الممارسين الصينيين التقليديين بقدر ما يلجأون إلى ممارسي الطب الحديث. يقترح الباحثون الصينيون أيضًا أن برامج التثقيف المجتمعي الفعالة حول الصرع يجب أن تشمل التدريب المشترك والتعليم لممارسي الطب التقليدي والحديث. اعتمد المسح البرازيلي نهجا متعدد الجوانب لوصمة العار وتم توفير التعليم والتدريب لمتخصصي الرعاية الصحية ومعلمي المدارس. بالإضافة إلى ذلك ، جاء المشروع بأداة تقييم وصمة العار ، والتي كشفت كيف كانت الوصمة متنوعة وديناميكية وتعتمد على العوامل الاجتماعية واللغوية والثقافية. ومع ذلك ، لم يتم تنفيذ مشاريع مماثلة على النطاق الذي تمت تجربته في الصين والبرازيل في الهند.

لسوء الحظ ، فإن وصمة العار ضد المصابين بالصرع وأسرهم لا تزال شائعة على نطاق واسع. يجب بذل كل جهد لإزالة هذه الوصمة من خلال التثقيف والتوعية

الأسطورة 27: إجراء تنفس صناعي لشخص يعاني من نوبة صرع

أي شخص يعاني من نوبة ، سواء تم تشخيصه بالصرع أم لا ، لن يحتاج إلى التنفس الاصطناعي. لقد تلقيت تنفسًا صناعيًا أثناء نوبة صرع توترية وكان صدري مؤلمًا للغاية لعدة أيام بعد ذلك.

إذا بدأ شخص ما في حدوث نوبة وكنت في الجوار وقادرًا على مساعدته ، فحاول التزام الهدوء ومنع الشخص من إصابة نفسه. إذا كان شخص ما يعاني من نوبة تشنجية (منشطر معي أو صرع كبير) ، ضع شيئًا ناعمًا تحت رأسه ، وفك أي شيء مشدود حول الرقبة ، وحرك الأشياء بعيدًا عن طريقها ، ثم قم بلف الشخص برفق على جانبه (وضع التعافي) . لا تكبح أبدًا أي شخص أثناء النوبة. إذا كان شخص ما يعاني من نوبة تنطوي على حالة ذهول و / أو حركات غير مقصودة (جزئية معقدة) ، فابق مع الشخص ، وحرك الأشياء بعيدًا عن طريقه ، وأرشده بعيدًا عن الخطر. بعد ذلك ، تحدث بلطف لتهدئة وطمأنة الشخص. سيستيقظ الشخص مرة أخرى ، فقط امنحه الوقت. إن الإصابة بنوبة ، خاصةً التوتر الرمعي ، تجعل جسمك مؤلمًا جدًا ومتعبًا.

ما لم تستمر النوبة لأكثر من خمس دقائق ، أو تلتها سلسلة من النوبات ، نادرًا ما يكون من الضروري استدعاء سيارة إسعاف. هناك أدوية يمكن استخدامها لوقف النوبات المطولة ، ولكن بشكل عام ، دع النوبة تأخذ مجراها.

غالبًا ما لا تكون النوبات حالات طوارئ طبية ولا تكون هناك حاجة دائمًا إلى سيارة إسعاف. يجب عليك الاتصال برقم 911 أو خدمات الطوارئ ، إذا: استمرت النوبة خمس دقائق أو أكثر أو تكررت واحدة تلو الأخرى دون أن يستعيد الشخص وعيه فيما بينهما ؛ إنها الضبطية الأولى للأشخاص ؛ أصيب الشخص أثناء النوبة (من خلال السقوط أو الحروق) ؛ حدوث النوبة في الماء. أو أن الشخص حامل أو مصاب بداء السكري.

عادة لا تسبب النوبات اضطراب في التنفس لفترات طويلة من الزمن. سيكون لدى الشخص تنفس ضحل وأحيانًا متأخر ، لكن الإنعاش الاصطناعي ليس ضروريًا في معظم الحالات. من المهم تحديد وقت النوبة. قد تتطلب أي نوبة تستمر لأكثر من خمس دقائق أو عندما يتحول لون الشخص إلى اللون الأزرق إلى تدخل طبي. كن مستعدًا لطلب المساعدة ولكنها ليست ضرورية في العادة.

الإسعافات الأولية الصحيحة للنوبة بسيطة: ابق. آمن. جانب. ابق مع الشخص وابدأ في توقيت النوبة. حافظ على سلامة الشخص. اقلب الشخص على جانبه إذا لم يكن مستيقظًا ومدركًا. لا تضع أي شيء في أفواههم. لا تكبح جماح الشخص. ابق معهم حتى يستيقظوا ويقظوا بعد النوبة. اتصل بالرقم 911 أو خدمات الطوارئ إذا استمرت النوبة لأكثر من خمس دقائق ؛ إذا كان لديهم نوبات متكررة. إذا كان لديهم صعوبة في التنفس. إذا حدثت النوبة في الماء ؛ إذا كان الشخص مصابًا أو حاملًا أو مريضًا ؛ إذا لم يعد الشخص إلى حالته

المعتادة ، إذا كانت هذه هي المرة الأولى التي يتعرض فيها لنوبة ؛ أو إذا طلب الشخص المساعدة الطبية.

بشكل عام ، يجب اعتبار النوبة حالة طارئة إذا: لم تتوقف النوبات في غضون بضع دقائق ، واستمر الارتباك لفترات طويلة بعد النوبة (عادة أكثر من عشر إلى خمس عشرة دقيقة) ، إذا كان الشخص لا يستجيب بعد النوبة ، إذا كان الشخص يعاني من صعوبة في التنفس ، إذا أصيب الشخص أثناء النوبة ، أو إذا كانت النوبة نوبة لأول مرة أو إذا كان هناك تغيير كبير في نوع أو طبيعة النوبة من نمط النوبة المعتاد لهذا الشخص.

يعاني العديد من الأشخاص من نوبات لأسباب غير معروفة. يعاني أشخاص آخرون من نوبات من بعض الحالات التي تؤثر على وظائف الدماغ الطبيعية. قد تشمل هذه الأورام في المخ ، أو العدوى ، أو الحمى ، أو إصابات الولادة ، أو الإصابة ، أو الصدمة.

تشمل المشاكل الأخرى التي قد تؤثر على عمل الدماغ وتؤدي إلى النوبات ، الأدوية أو الأدوية ، أو الكحول ، أو انخفاض نسبة السكر في الدم ، أو غير ذلك من التشوهات الكيميائية. قد تؤدي الأضواء الساطعة أو التوتر الشديد أو قلة النوم إلى حدوث نوبات لدى بعض الأشخاص. النوبات عند الأطفال هي فئة خاصة من النوبات التي يتم التعامل معها بشكل مختلف قليلاً.

غالبًا ما تبدأ النوبات الشائعة (التوتر الرمعي) عندما يصرخ الشخص أو يُصدر بعض الأصوات. قد يتبع ذلك عدة ثوانٍ من تصلب غير طبيعي ، يتطور إلى ارتعاش غير طبيعي في الذراعين والساقين. تكون العيون مفتوحة بشكل عام ، لكن الشخص لا يستجيب أو يقظ. قد لا يبدو أن الشخص يتنفس. ومع ذلك ، فهم يتنفسون عادة بشكل كافٍ لفترة وجيزة من النوبة. غالبًا ما يتنفس الشخص بعمق لفترة من الوقت بعد النوبة. سيعود إلى وعيه تدريجيًا على مدار عدة دقائق. سلس البول أو فقدان البول أمر شائع. غالبًا ما يكون الناس محاربين لفترة وجيزة بعد النوبة (نوبة تشمل الدماغ بأكمله) لأنهم بحاجة إلى تذكر ما حدث وإدراك أنهم أصيبوا بنوبة.

توجد العديد من أنواع النوبات الأخرى ، بما في ذلك الحركات غير الطبيعية المعزولة لطرف واحد ، أو نوبات التحديق ، أو التصلب غير الطبيعي دون الرجيج الإيقاعي. يجب على الطبيب تقييم أي نوبة مشكوك فيها.

ليست كل الاختبارات التشخيصية التالية ضرورية لكل نوع من أنواع النوبات ، والعديد منها ليس ضروريًا عند التقييم الأول في قسم الطوارئ. قد يتم ترتيب بعضها مع طبيب الرعاية الأولية لاحقًا كمريض خارجي.

قد يشمل التقييم والعلاج المطلوبان هذه الإجراءات: اختبارات الدم ، والتصوير (تصوير الرأس بالأشعة المقطعية أو التصوير بالرنين المغناطيسي) ، والبزل الشوكي ، وتخطيط كهربية الدماغ (مخطط كهربية الدماغ أو تتبع موجات الدماغ) ، وأدوية لوقف أو منع النوبات.

عادةً ما يتضمن العلاج في حالات الطوارئ أدوية عن طريق الوريد (أو دواء عن طريق الفم لدى بعض الأشخاص) مثل دواء لورازيبام ؛ يمكن أيضًا استخدام أدوية أخرى

مع هذا النوع من الأدوية (الفينيتوين أو الفوسفينيتوين). يجب أن يبدأ العلاج قريبًا ، لأن النوبات المستمرة التي تستمر من عشرين إلى ثلاثين دقيقة قد تؤدي إلى تلف الدماغ. بمجرد السيطرة على النوبات ، سيتم إجراء الاختبارات بواسطة طبيب أعصاب لمعرفة السبب الأساسي. تعتمد الأدوية الإضافية على الأسباب الكامنة والتوصيات من طبيب الأعصاب. تعتبر الرعاية المنزلية مناسبة عندما يكون الشخص مصابًا بنوبات صرع ، وإذا كانت النوبة قصيرة ، وإذا كان الشخص يتعافى بشكل هادئ. عادة ، يتم علاج المريض من قبل طبيب أعصاب وقد يحتاج هذا الطبيب إلى إخطاره. غالبًا ما تكون النوبات قلقًا مستمرًا. من المهم الاحتفاظ بأي مواعيد أو اختبارات متابعة. تتم إحالة معظم المرضى إلى طبيب أعصاب للمتابعة.

حتى يتم التحكم في النوبات بشكل جيد ، من المهم تجنب القيادة أو الانخراط في أي نشاط آخر يحتمل أن يكون خطيرًا قد يسبب لك الأذى أو الأذى للآخرين في حالة حدوث نوبة فجأة. تطلب العديد من الدول الإبلاغ الإلزامي عن المصادرة إلى مكاتب ترخيص السائقين التابعة للدولة والهيئات التنظيمية الأخرى.

يعمل العديد من المرضى الذين يتناولون أدوية الصرع بشكل جيد للغاية وفي وقت ما يقررون التوقف عن تناول الأدوية المضادة للصرع. قد يكون هذا القرار خطيرًا على أنفسهم والآخرين. يجب على المرضى عدم التوقف عن تناول الأدوية إلا إذا نصحهم الطبيب بذلك. بالنسبة للعديد من الأشخاص الذين يعانون من نوبات متكررة ، فإن أحد مفاتيح الوقاية هو تناول الأدوية الموصوفة بشكل منتظم. يعد عدم تناول الأدوية المضادة للصرع كما هو موصوف سببًا شائعًا للنوبات المتكررة. يمكن أن تؤدي بعض الحالات الطبية أو التفاعل مع أدوية أخرى إلى فشل مؤقت في الأدوية المضادة للصرع حتى لو تم تناولها بشكل صحيح. إذا تم اكتشاف سبب النوبة ، فمن المهم معالجة هذه الحالة ومعالجة أي سبب تسبب في النوبة. عادة ما تعتمد النظرة المستقبلية للشخص المصاب بالنوبات على سبب النوبة. عادة ما يكون التحقيق من قبل الطبيب ضروريًا لاكتشاف السبب أو على الأقل استبعاد بعض الأسباب. معظم النوبات المتعلقة بالأدوية أو العقاقير أو إصابات الرأس الطفيفة ، على سبيل المثال ، يتم حلها دون علاجات محددة ولا تشير إلى اضطراب النوبات المستمرة أو الصرع. يمكن إدارة معظم اضطرابات النوبات الأخرى بشكل فعال من خلال الأدوية المناسبة التي تُعطى بتوجيه من طبيبك أو أخصائي يعرف باسم طبيب الأعصاب. يصعب السيطرة على بعض اضطرابات النوبات على الرغم من الأدوية والعلاجات الأخرى. هذا الوضع نادر. تُعرف الفئة الفرعية من النوبات باسم النوبات غير الصرعية أو النوبات الكاذبة. هذه ليست نوبات صرع حقًا على الإطلاق ، ولكنها تمثل حالة يعاني فيها الشخص من نوبات تبدو واقعية بسبب الإجهاد الأساسي أو الاضطراب النفسي. يُعد التشخيص الجيد لهذه الأعراض جيدًا ويرتبط تمامًا بحل الاضطراب الأساسي للشخص من خلال الاستشارة وليس الأدوية المضادة للصرع. ينبغي النظر في هذا الاحتمال عندما لا يمكن العثور على سبب للنوبات ، أو إذا كان لا يمكن التحقق من النوبات على الرغم من التقييم المناسب ، أو إذا كانت النوبات مقاومة للعلاجات الطبية المناسبة.

الخرافة الثامنة والعشرون: إذا كان أحد أفراد الأسرة مصابًا بالصرع فإن الأطفال سيصابون به أيضًا

ترتبط بعض أنواع الصرع بالعوامل الوراثية. ومع ذلك ، فإن معظم المصابين بالصرع ليس لديهم تاريخ عائلي لهذه الحالة

إن مفهوم الصرع الجيني هو أن الصرع هو نتيجة مباشرة لخلل جيني معروف أو مفترض تكون فيه النوبات هي الأعراض الأساسية للاضطراب. قد ينشأ الخلل الجيني على المستوى الكروموسومي أو الجزيئي. من المهم التأكيد على أن كلمة "جيني" لا تعني نفس كلمة "موروثة" لأن الطفرات الجديدة ليست شائعة. إن وجود مسببات وراثية لا يستبعد مساهمة بيئية في الصرع

هناك العديد من الطرق التي يمكن أن تساهم العوامل الوراثية بها في تطور الصرع. قد لا تكون بعض العوامل الوراثية موروثة وقد لا تنتقل إلى الأبناء.

وبالتالي ، فإن خللًا جينيًا موروثًا من أحد الوالدين عند الحمل موجود في والد الفرد. قد يكون في جميع خلايا الوالدين ، أو قد يكون فقط بنسبة مئوية ، وبالتالي فقط في نسبة مئوية من خلايا البويضات / الحيوانات المنوية. كل جين موجود بنسختين. تتطلب بعض الحالات الموروثة أن تكون نسخة واحدة فقط من الجين غير طبيعية (تُعرف باسم الصبغ الصبغي الجسدي السائد) ، بينما تتطلب الحالات الموروثة الأخرى أن تكون كلتا النسختين من الجين غير طبيعية لحدوث الحالة (المعروفة باسم المتنحية الجسدية). تشمل التشوهات الجينية المكتسبة: de novo ، السلالة الجرثومية والجسدية ، الفسيفساء ، المتقطع.

أو حدوث "متقطع" ، "de novo" شذوذ جيني يحدث كحدث جديد (يُعرف أيضًا باسم أثناء انقسام الخلية في الفرد بعد الحمل. وبالتالي ، فإن الشذوذ الجيني لا يورث من والدي الفرد. تحدد مرحلة التطور الجنيني ، أو الحياة اللاحقة ، عندما يحدث خلل في الجينات ، الأنسجة في الفرد الناضج ، وفي أي نسبة من الخلايا في تلك الأنسجة ، سيتم العثور على خلل الجين. الفسيفساء هو المصطلح المستخدم عندما يكون الشذوذ الجيني موجودًا فقط في نسبة مئوية من خلايا الفرد ، وليس في الكل. يعتمد ما إذا كان الفرد المصاب بالفسيفساء يعاني من حالة صحية أم لا ، على الأنسجة المصابة وإلى أي درجة (ما هي النسبة المئوية للخلايا التي بها خلل في الجين). يعتبر الشذوذ شذوذًا جينيًا مكتسبًا في السلالة الجرثومية إذا كان موجودًا في نسيج الغدد التناسلية للفرد (نسيج البويضة / الحيوانات المنوية) حيث يمكن أن ينتقل بعد ذلك إلى النسل. إذا كان موجودًا في أنسجة الفرد (مثل الدماغ) ولكن ليس في أنسجة الغدد التناسلية (وليس في أنسجة البويضة / الحيوانات المنوية) ، فإنه يعتبر خللًا في الجينات الجسدية المكتسبة. في هذه الحالة ، لا يمكن أن ينتقل إلى نسل الفرد.

تحدث بعض حالات الصرع ، ليس بسبب تشوهات جينية واحدة ، ولكن عن طريق التأثير النهائي الملخص لتشوهات / اختلافات جينية متعددة ("متعددة الجينات") ، مما يزيد من القابلية للإصابة بالنوبات. بشكل فردي ، هذه التشوهات / الاختلافات الجينية ليست كافية

للتسبب في حالة صحية ، ولكن تأثيرها الإجمالي يمكن أن يزيد من قابلية الإصابة بالنوبات.
يعاني بعض الأفراد الذين يعانون من مسببات متعددة الجينات من نوبات عفوية ، بينما يعاني
البعض الآخر من نوبات مصحوبة بمحفزات بيئية إضافية ، مثل ارتفاع درجة الحرارة أو
المرض الفيروسي أو تناول الكحول أو الحرمان من النوم. عندما تكون العوامل متعددة
الجينات والبيئية مطلوبة لتؤدي إلى نوبات ، يُعرف هذا باسم المسببات الجينية "المعقدة"
للصرع. تحدث الصرع الوراثي متعدد الجينات والمعقد بوتيرة أعلى في عائلات الأفراد
المصابين ، ولكن ليس من السهل التنبؤ بنمط وراثتهم مثل تشوهات الجين الفردي. من
الصعب البحث عن هذه الأسباب الجينية ، أو اختبارها على المرضى الفرديين لنفس السبب ـ
.فالصرع يرجع إلى مجموع تأثيرات العديد من الجينات والعوامل البيئية
أطفال الآباء الذين يعانون من بعض أشكال الصرع هم أكثر عرضة للإصابة به ، لكن
الخطر منخفض جدًا. وذلك لأن مشكلة جين واحد نادرا ما تسبب الصرع. عادة ما ينطوي
.على مزيج من عيوب جينية متعددة

الأسطورة 29: قد يؤذي الأشخاص المصابون بالصرع الآخرين أثناء النوبة

لا يمكنك معرفة ما قد يفعله الشخص أثناء النوبة. عادة ما تأخذ النوبات شكلًا مميزًا وسيقوم الفرد بنفس الشيء خلال كل حلقة. قد يكون السلوك غير مناسب للزمان والمكان ، لكن من غير المحتمل أن يسبب ضررًا لأي شخص.

لا يمكنك فعل أي شيء لوقف النوبة بمجرد أن تبدأ ولكن يمكنك المساعدة في حماية الشخص المصاب بالنوبة من إيذاء نفسه أثناء النوبة. تعتبر بعض النوبات أكثر خطورة من غيرها ، ولكن من غير المحتمل أن تكون حالة طارئة. فقط حاول أن تحافظ على الشخص آمنًا ومريحًا وقم بدحرجة الشخص برفق على جانبه ، في وضع التعافي حتى تنتهي النوبة ويكون الشخص واعيًا.

نوع النوبة التي يتعرف عليها معظم الناس هو النوبة التوترية الارتجاجية أو ، التي كانت تُعرف سابقًا باسم نوبة الصرع الكبرى ، حيث يصبح الشخص المصاب بالنوبة متصلبًا ولديه حركات ارتجاجية. هذا مخيف للغاية ومخيف للمشاهدة ، حتى بالنسبة للأشخاص الذين رأوه عدة مرات. لن يتذكر الشخص المصاب بنوبة توترية رمعية النوبة وسيستغرق بعض الوقت لتذكر الأشياء التي حدثت قبل بدء النوبة. سيصاب الشخص بالدوار والارتباك وسيشعر بالضعف لبعض الوقت.

تعتبر النوبات أكثر خطورة على الشخص المصاب بها من أي شخص من حوله. يكون الشخص المصاب بالنوبة فاقدًا للوعي وغير مدرك لما يحيط به وما يحدث. لا يمكنهم حماية أنفسهم من الأذى والحركات والرجزات غير المنضبطة تزيد من فرص إصابتهم.

تكون بداية النوبة خطيرة للغاية إذا لم يكن الشخص جالسًا أو مستلقيًا لأنه سينزل على الأرض ، أيًا كان اتجاه هبوط الجسم. يمكن أن يصاب الشخص بجروح بالغة وحتى يموت في أسوأ الظروف.

يمكن لبعض الاحتياطات التي يتخذها الأشخاص في المنطقة المجاورة أن تمنع الإصابة. يمكنك توسيد رأس الأشخاص ، وإرخاء الملابس حول الرقبة ، وإزالة الأشياء الصلبة أو الحادة التي قد تتأذى بها ولا تحاول الإمساك بها أو كبح جماحهم أو وضع أشياء في أفواههم (من المستحيل ابتلاع لسانك) ووضع الأشياء في أفواههم يمكن أن يكسر أسنانهم أو حتى يكسر فكهم.

الخرافة 30: هناك قوانين تمنع النساء المصابات بالصرع من إنجاب الأطفال

لا توجد أي قوانين تمنع النساء المصابات بالصرع من تكوين أسرة وأطفال. بصفتك شخصًا مصابًا بالصرع ، فأنت بالفعل على دراية كبيرة بالاضطراب واحتمالات الإصابة أثناء النوبة ، وكأم ، لن تعرض طفلك أبدًا لأي نوع من الخطر. ومع ذلك ، تحتاج كل امرأة مصابة بالصرع إلى تقديم رعاية إضافية لنفسها وصحتها أثناء الحمل وعند تربية أطفالها.

إن الإصابة بالصرع لا تتعارض مع عملية الإنجاب لدى الرجال أو النساء. إنها حالة طبية وتؤثر على الناس بدرجات متفاوتة. لا تزال عملية التكاثر هي نفسها مثل أي شخص لا يعاني من الصرع. تظهر الأبحاث الحديثة أنه ما لم يكن لديك تاريخ سابق من العقم ، أو حالة طبية مختلفة يمكن أن تؤثر على الخصوبة ، فلديك نفس احتمالية الحمل كامرأة لا تعاني من الصرع.

يمكن أن يكون للأدوية المضادة للصرع تأثير خطير على الجنين في الرحم ويمكن أن تزيد من خطر الإصابة بعيوب خلقية. لذلك ، فإن أي امرأة مصابة بالصرع وتريد إنجاب أطفال أو حامل بالفعل ، تحتاج إلى التحدث إلى طبيب الأعصاب للتأكد من أن الدواء الذي تتناوله سيكون آمنًا أثناء الحمل والرضاعة الطبيعية.

الخرافة 31: ليس من الآمن أن تحمل المرأة المصابة بالصرع

هناك مخاطر على المرأة المصابة بالصرع وطفلها ، ولكن يمكن السيطرة عليها عادة. تعاني غالبية النساء الحوامل المصابات بالصرع من نفس معدل النوبات أثناء الحمل ولكن يمكن أن يعاني البعض من نوبات أقل

ومع ذلك ، فإن بعض النساء يعانين من نوبات أكثر أثناء الحمل والتي يمكن أن تحدث لعدة أسباب. يمر جسم المرأة الحامل بالعديد من الفسيولوجية (يمكن أن تغير كيفية استجابة جسمك للأدوية المضادة للصرع) ، والتغيرات الهرمونية والنفسية (يمكن أن يسبب الحمل ضغطًا عاطفيًا أو يؤثر على أنماط النوم) وكل هذه يمكن أن تزيد من فرص حدوث نوبة

على الرغم من أن الصرع يمكن أن يجعل الحمل أكثر تعقيدًا ، إلا أن معظم النساء المصابات بالصرع يتمتعن بحمل آمن وأطفال أصحاء. لا يؤثر الصرع بشكل عام على قدرة المرأة على الحمل وله تأثير ضئيل على نمو الطفل. ومع ذلك ، إذا كانت النساء يتناولن الأدوية المضادة للصرع ، فإن خطر الإصابة بعيوب خلقية يتراوح بين 2٪ إلى 10٪. يمكن للناس تقليل المخاطر من خلال العمل عن كثب مع طبيب أعصاب وطبيب توليد أو طبيب نسائي قبل محاولة الحمل. قد يقررون تغيير دواء النوبات للتأكد من أنك تستخدم أكثر الأدوية أمانًا أثناء الحمل

يوصي أطباء الأعصاب عادةً بمواصلة تناول أدوية الصرع طوال فترة الحمل ، لكن ذلك يعتمد على نوع الدواء الذي تتناولينه وما إذا كان آمنًا أثناء الحمل أم لا. بعض الأدوية المضادة للصرع لا ينصح بها للنساء الحوامل لأنها يمكن أن تسبب مشاكل في النمو أو عيوب خلقية ، مثل السنسنة المشقوقة أو الشفة المشقوقة. الأدوية عالية الخطورة هي: حمض الفالبرويك ، توبيراميت ، الفينوباربيتال والفينيتوين. سوف تحتاج إلى مناقشة الأدوية التي تتناولها مع طبيبك أو طبيب الأعصاب.

ينتشر الصرع أحيانًا في العائلات ولكن معظم الأطفال لا يرثون الصرع من والديهم. إذا كنت مصابًا بالصرع ، فإن خطر إصابة طفلك بالصرع في مرحلة ما من حياته يبلغ حوالي خمسة بالمائة. تزداد احتمالية إصابة طفلك بالصرع إذا كان الصرع لديك موروثًا

يعتقد بعض الناس أنه إذا تعرضن لنوبة أثناء الحمل ، فسوف يتعرضن للإجهاض. هذا ليس صحيحًا بالضرورة ، ومعظم النساء اللاتي يعانين من النوبات أثناء الحمل يلدن أطفالًا أصحاء. قد تكون الإصابة بنوبة صرع أثناء الحمل خطرة عليك وعلى طفلك. إذا سقطت على معدتك أثناء النوبة ، فقد يصاب الطفل وقد تؤدي بعض النوبات إلى تحفيز المخاض أو الإجهاض. تحدث إلى طبيب الأعصاب أو طبيب أمراض النساء حول ما يجب القيام به إذا كنت تعاني من نوبة.

لا يؤثر الصرع على طريقة الولادة ، يمكنك أنت وطبيبك تحديد الأفضل لك. إذا كنت تعانين من نوبات متكررة أثناء المخاض ، فقد يختار طبيبك إجراء ولادة قيصرية

يعتقد الكثير من الناس أن الرضاعة الطبيعية أثناء تناول أدوية الصرع ليست فكرة جيدة ، لكن الدراسات التي أجريت في العقد الماضي أظهرت أن الأطفال لا يحصلون إلا على قدر ضئيل من أدوية الأم من خلال حليب الثدي ، حتى أقل مما حصلوا عليه أثناء الحمل ، خطر ضئيل أو معدوم من الآثار الجانبية.

ومع ذلك ، هناك عدد قليل من الأدوية التي من الخطورة تناولها أثناء الرضاعة الطبيعية ، وهي: الفينوباربيتول ، بريميدون ، لورازيبام ، وإيثوسكسيميد. قد تكون هذه الأدوية جيدة ولكنك ستحتاج إلى توخي مزيد من الحذر ومراقبة طفلك لمعرفة النعاس ومستوى اليقظة وعدم اكتساب الوزن أو مشاكل النمو الأخرى.

أخيرًا ، تناولي فيتامينات ما قبل الولادة وحمض الفوليك لتقليل مخاطر التشوهات الخلقية. يجب أن تبدأ هذه المكملات قبل الحمل وتستمر طوال فترة الحمل.

الخرافة 32: أدوية الصرع تجعل جميع وسائل منع الحمل أقل فعالية

ليست كل أدوية الصرع لها تأثير على تحديد النسل. لدى العديد من النساء المصابات بالصرع أسئلة حول كيفية تأثير الصرع على وسائل منع الحمل. لا يهم نوع النوبات التي لديك أو عدد مرات إصابتك بها

يمكنك استخدام وسائل منع الحمل التي تمنع الحمل على المدى القصير أو الطويل أو بشكل دائم ، اعتمادًا على ما إذا كنت تريد إنجاب أطفال أو متى تريد ذلك. ستحتاج إلى التحدث إلى طبيب الأعصاب أو الطبيب حول موانع الحمل التي ستعمل مع الدواء الذي تتناوله

هناك نوعان مختلفان من وسائل منع الحمل: غير هرمونية وهرمونية. الواقي الذكري والأغشية من أنواع وسائل منع الحمل غير الهرمونية. حبوب منع الحمل ، الحقنة ، والحلقة هي أنواع من تحديد النسل الهرموني. لا تؤثر أدوية الصرع على الأساليب غير الهرمونية ، ولكن إذا كنت تتناول أدوية الصرع التي تحفز الإنزيم ووسائل منع الحمل الهرمونية ، فقد تجعل وسائل منع الحمل أقل فعالية في منع الحمل

إذا كنت تستخدم وسائل منع الحمل الهرمونية ، فمن الصعب معرفة تأثير تحديد النسل على نوباتك. تقول بعض النساء إن تحديد النسل الهرموني يزيد من نوباتهن ، لكن أخريات يقولن إنه يقلل من نوباتهن ، ويقول البعض الآخر إنه لا يؤثر على نوباتهن على الإطلاق. يمكن أن يكون هذا بسبب بعض النساء المصابات بنوع من الصرع يسمى الصرع الطمث الذي يحدث بسبب تقلبات هرمون البروجسترون في جسم المرأة

من الصعب معرفة أي مجموعة من أدوية منع الحمل والأدوية المضادة للصرع ستناسبك. قد تحتاج إلى تجربة أنواع قليلة. خلال هذه الفترات التجريبية: ابحث عن العلامات التي تدل على أن دواء الصرع لا يعمل (التغييرات في وتيرة النوبات ومدتها وأنواعها) ، وابحث عن العلامات التي تدل على أن وسائل منع الحمل لديك لا تعمل (ضياع الدورة الشهرية ، والصداع ، وألم الثديين ، والغثيان وآلام أسفل الظهر يمكن أن تكون علامات على الحمل).

الأسطورة 33: جميع وسائل تحديد النسل تزيد من فرصة حدوث النوبات لدى النساء المصابات بالصرع

إن طرق تحديد النسل غير الهرمونية مثل الواقي الذكري والحجاب الحاجز ليس لها أي تأثير على الإطلاق على تواتر أو مدّة النوبات لدى النساء المصابات بالصرع.

يمكن أن تؤثر بعض علاجات تحديد النسل الهرمونية على النوبات الإيجابية (النوبات الأقل تكرارًا) أو السلبية (النوبات الأكثر تكرارًا) ، ولكن لا يتأثر صرع بعض النساء.

الصرع الحيضي هو نوع من الصرع لدى النساء حيث يمكن أن تتأثر النوبات باختلافات في إفراز الهرمونات الجنسية أثناء الدورة الشهرية. تم العثور على هرمون الاستروجين أن يكون له تأثيرات داعمة للاختلاج بينما وجد أن البروجسترون له خصائص مضادة للاختلاج.

وُجد أن الصرع الحيضي يؤثر على ما يقرب من ثلث النساء المصابات بالصرع ويمكن أن يقلل تحديد النسل من تكرار النوبات لهؤلاء النساء.

الأسطورة 34: المراهقون المصابون بالصرع لا يمكنهم الالتحاق بالجامعة

يدرس العديد من الشباب المصابين بالصرع في الجامعة أو الكلية. يعمل الكثير منهم بشكل جيد للغاية ويتخرجون بشهادات أو دبلومات. يمكن أن يتداخل تواتر نوباتهم مع الفصول الدراسية ولكنهم بخلاف ذلك هم نفس الطلاب الآخرين.

لا يجوز للمدرسة أو الكلية أو الجامعة التمييز ضد أي شخص مصاب بالصرع. يمكن أن يساعد التحدث إلى المؤسسة في التأكد من حصولهم على النوع الصحيح من الدعم الذي قد يشمل النظر إلى نوع الأشخاص المصابين بالصرع وكيف يؤثر ذلك عليهم وعلى واجباتهم المدرسية. يمكن أن يساعد ذلك في ضمان حصول الطلاب الذين يعانون من اضطرابات أو إعاقات على نفس الفرص التي يحصل عليها الطلاب الآخرين.

يمكن أن تتداخل الآثار الجانبية للأدوية مثل التعب وصعوبة التركيز ومشاكل الذاكرة قصيرة المدى وغيرها مع الدراسات. يمكن أن تكون النوبات أيضًا مدمرة.

عادةً ما تقدم الجامعات والكليات الكثير من المساعدة العملية للطلاب المصابين بالصرع لدعمهم في دراستهم،.

بالنسبة للأشخاص المصابين بالصرع، يمكن أن تكون الاختبارات صعبة بشكل خاص لأن إجهاد الامتحان يمكن أن يؤدي إلى نوبات صرع ويمكن أن تكون الآثار الجانبية للأدوية مشكلة أيضًا.

الأسطورة 35: المراهقون المصابون بالصرع لا يمكنهم ممارسة الرياضة

يمكن للشخص المصاب بالصرع أن يشارك في الألعاب الرياضية أو الأنشطة الترفيهية الأخرى. معظم الرياضات والأنشطة الترفيهية آمنة للأشخاص المصابين بالصرع. ومع ذلك ، فإن هذا يعتمد على درجة التحكم في النوبات ونوع النشاط وما يوصي به الطبيب. لدى الكثير من الآباء انطباع خاطئ بأن الرياضة تشكل خطورة كبيرة على المراهقين المصابين بالصرع ، لكن الرياضة جزء مهم من حياة أي طفل ، وفي معظم الحالات ، تعتبر الرياضة آمنة للأطفال المصابين بالصرع.

بالنسبة لآباء الأطفال الصغار والمراهقين المصابين بالصرع ، هناك الكثير من الأماكن والمواقف الخطرة. هذه المخاوف طبيعية ومتوقعة تمامًا لأن أي والد يشعر بالحاجة إلى حماية طفله ، ولكن في معظم الحالات ، يكون الأطفال المصابون بالصرع بخير ويعيشون حياة طبيعية تمامًا. يمكن لمعظم الأطفال المصابين بالصرع فعل أي شيء تقريبًا.

هناك بعض الاحتياطات التي يجب اتخاذها ، خاصة حول المرتفعات والمياه. يمكن أن يكون تسلق الشجرة والسباحة أمرًا خطيرًا ما لم يكن هناك شخص ما هناك ليلحق بهم ، أو يخرجهم من المسبح إذا أصيبوا بنوبة صرع. يجب أن تخبر المدرب و / أو المعلم و / أو المدير أن طفلك يعاني من الصرع ، حتى لو مضى وقت طويل منذ النوبة الأخيرة. لا يوجد ما يخجل منه ، والأفضل لهم أن يكونوا مستعدين لنوبة صرع وأن يعرفوا بالضبط ما يجب القيام به للإسعافات الأولية.

هناك العديد من المدربين والمعلمين ومديري المدارس غير المطلعين الذين لا يحرصون على إنجاب طفل مصاب بالصرع في الفرق الرياضية ، ولكن يمكنك التدخل وإعطائهم بعض المعلومات حول الصرع والإسعافات الأولية.

نصيحتي (لأي شخص مصاب بالصرع): استمع إلى جسدك (إذا كنت تشعر بالتحسن فعليك أن تكون بخير) ، تأكد من وجود شخص ما بالقرب منك أو انتظر حتى يكون هناك شخص ما قبل أن تبدأ النشاط (لمساعدتك إذا كان لديك نوبة) ، فكر قبل أن تتصرف (هناك العديد من الأنشطة التي يمكن أن تكون خطرة على الأشخاص المصابين بالصرع ومن الأفضل دائمًا أن تكون آمنًا من أن تكون آسفًا) ، قم بتثقيف الأشخاص من حولك حول الإسعافات الأولية للنوبة (من الأفضل أن يعرفوا ماذا لتفعله إذا حدث ذلك). الوعي هو المفتاح!

لا توجد أي قواعد حول الألعاب الرياضية التي يمكن للأطفال أو البالغين المصابين بالصرع ممارستها أو لا يمكن أن يلعبوها ، فهذا يعتمد على حالة الشخص الخاصة وأعراضه ونوع الصرع الذي يعاني منه.

فكر عمليًا في قدرات الشخص المصاب بالصرع. فكر في العواقب المحتملة لنوبة أثناء نشاط معين. إذا كان ذلك سيكون خطيرًا في ذلك الوقت ، فيجب تجنبه أو تأجيله حتى تصبح الظروف مرضية.

لا يعد حدوث نوبة في ملعب كرة القدم أو البيسبول أمرًا خطيرًا ، على الرغم من أنه قد يكون محرجًا ، إلا أن التعرض لنوبة أثناء تسلق الصخور قد يكون خطيرًا للغاية ، لذا يجب اتخاذ احتياطات إضافية.

إذا كان طفلك يتعاطى دواء ولكنه لا يزال عرضة للنوبات ، فإن فقدان الوعي في ملعب كرة القدم سيكون محفوفًا بالمخاطر ، ولكن إذا كانت الأدوية المضادة للصرع تعمل وكانت النوبات تحت السيطرة ، فإن خطر التعرض لنوبة في الملعب يكون أمرًا محفوفًا بالمخاطر قليل.

يشعر بعض الآباء بالقلق من إصابة الأطفال المصابين بالصرع بضربات على الرأس. لا يوجد دليل على أن أدمغة الأطفال المصابين بالصرع أكثر هشاشة من المعتاد. بالنسبة للأطفال الذين تكون نوباتهم تحت السيطرة ، فإن الرياضات التي تتطلب الاحتكاك الجسدي آمنة أو محفوفة بالمخاطر كما هي بالنسبة لأي شخص آخر.

الخرافة 36: الأضواء الساطعة أو ألعاب الفيديو تسبب نوبات صرع دائمًا

لا يتعين على جميع المصابين بالصرع تجنب الأضواء الساطعة. إذا كان الشخص حساسًا للضوء ، فإن وميض الأضواء بسرعة معينة وسطوع يمكن أن يؤدي إلى حدوث نوبة. الأشخاص الذين لديهم حساسية للضوء لديهم تشوهات معينة في مخطط كهربية الدماغ. تشمل مسببات النوبات الأكثر شيوعًا انخفاض مستويات نوبات الصرع ، وقلة النوم ، والتوتر أو القلق ، وتغيرات الدورة الشهرية / الهرمونية ، والمرض أو الحمى ، والتفاعلات من الأدوية غير الموصوفة ، والإفراط في استهلاك الكحول ، أو تعاطي المخدرات في الشوارع.

النوبات التي تسببها الأضواء الساطعة أو ألعاب الفيديو نادرة جدًا. يعاني حوالي 3 في المائة فقط من المصابين بالصرع من نوبات ناتجة عن وميض الأضواء بكثافة معينة أو لأنماط بصرية معينة. يسمى هذا النوع من الصرع صرع الحساسية للضوء.

يعتبر الصرع الحساس للضوء أكثر شيوعًا لدى الأطفال والمراهقين منه لدى البالغين.

يمكن أن يعاني الأشخاص المصابون بالصرع المعمم مع بعض متلازمات الصرع ، مثل صرع الرمع العضلي الأحداث ومتلازمة جيفون (الصرع مع رمع الجفن) من نوبات بسبب وميض الأضواء.

كثير من الناس لا يدركون أنهم حساسون للأضواء الوامضة أو الأنماط الوامضة حتى يصابوا بنوبة. يمكن أن يكون لديهم فقط نوبات ناتجة عن ظروف ضوئية معينة ولا يستمرون أبدًا في الإصابة بالصرع مع النوبات العفوية. الأشخاص الآخرون الذين ينزعجون من التعرض للضوء لا يصابون بنوبات على الإطلاق ، ولكن لديهم أعراض أخرى مثل الصداع والغثيان والقيء والدوخة.

يمكن أن يحدث الصرع الحساس للضوء من خلال أي شيء يزيد بشكل غير طبيعي من تزامن خلايا الدماغ. أنماط معينة من الضوء ، ووميض الأضواء الساطعة بترددات معينة ، تزامن الخلايا داخل القشرة البصرية. إذا أطلقت الخلايا العصبية عبر شبكاتها بمستوى عالٍ جدًا ، فيمكنها تجنيد خلايا عصبية أخرى في تفريغ شديد التزامن. هذا ما يحدث في الدماغ أثناء النوبة.

يُظهر الدماغ استجابة قوية للومضات حوالي عشرين في الثانية (20 هرتز) والتي هي أيضًا الأكثر احتمالية لتحفيز النوبات. عندما يضرب الضوء العين ، يتم إرسال الإشارات عبر المهاد (هيكل دماغ مركزي ينقل إشارات الدماغ) إلى مناطق الدماغ القشرية التي تعالج المنبهات البصرية. توفر مناطق الدماغ هذه مدخلات قوية لبقية الدماغ وفي الصرع الحساس للضوء ، يستجيب الدماغ بشكل مفرط لمدخلات بصرية معينة ، وأحيانًا بقوة شديدة لدرجة أن النوبة تحدث.

ينتشر الصرع التحسسي للضوء بحوالي واحد من كل عشرة آلاف فرد بشكل عام ولكنه أكثر شيوعًا عند الشباب ، حيث يصيب واحدًا من كل أربعة آلاف شخص بين سن الخامسة والرابعة والعشرين. العوامل التي تدخل في الحساسية للضوء ، بما في ذلك الاستجابات المعتمدة على العمر ، معقدة وغير مفهومة جيدًا. تظهر الدراسات الجينية أن الحساسية للضوء يمكن أن تكون موروثة. تم تحديد العديد من الجينات كعوامل خطر للحساسية الضوئية ولكن لم يتم العثور على جين واحد يفسر الحالة. ومع ذلك ، فإن وجود إحدى هذه الطفرات الجينية لا يضمن الحساسية للضوء (هذه المتغيرات نادرة جدًا) ولا يعني عدم وجود واحدة أن الشخص سيكون خاليًا من الحساسية للضوء.

هناك بعض المحفزات التي من المرجح أن تسبب النوبات. السطوع مثير ، خاصة التباين بين الفلاش وفترة عدم الفلاش. السطوع مهم لأن شاشات التلفزيون الحديثة أو شاشات الكمبيوتر يمكن أن تحصل على هذا السطوع. يجب أن تشغل الصورة أيضًا مساحة كافية من شبكية العين. في معظم الأحيان ، يتطلب الأمر بضع ثوانٍ على الأقل من الوميض لإحداث نوبة. بالنسبة لمعظم الأشخاص ، يكون نطاق التردد الأكثر إزعاجًا هو من عشرة إلى عشرين ومضة في الثانية (20-10 هرتز).

بالإضافة إلى الأضواء الساطعة ، يمكن أن تؤدي بعض الأنماط العادية إلى حدوث نوبات (مثل الأنماط المخططة بالأبيض والأسود عالية التباين). تتكون منطقة الدماغ القشرية الأولى لمعالجة المدخلات المرئية في أعمدة تستجيب للخطوط أو الحواف ذات الاتجاهات المختلفة. قد تمنع أعمدة الاتجاه التي تستجيب لنفس الاتجاه بعضها البعض. تشير إحدى الفرضيات حول الصرع الحساس للنمط إلى أن هذا التثبيط أقل فعالية. بدون هذا التثبيط ، قد يثير المنبه القوي الذي يقود مجموعة واحدة من أعمدة التوجيه نشاطًا عصبيًا قويًا وغير متحكم فيه (الإثارة الجامحة).

يعتبر علاج الصرع الحساس للضوء من الأعراض (يمكن للأدوية المضادة للصرع أن تثبط النوبات ، ولكنها لا تعالج الصرع). إذا كنت تعلم أنك حساس للضوء ، يمكنك تجنب المحفزات. ابتعد عن المرقص أو الأضواء القوية. إذا كنت تلعب ألعاب الفيديو ، اجلس بعيدًا عن الشاشة والعب في غرفة مضاءة جيدًا.

الأسطورة 37: النوبات الحموية (التي تسببها الحمى الشديدة) تسبب الصرع عند الأطفال

يحدث الصرع في كثير من الأحيان عند الأطفال الذين أصيبوا بنوبات حموية. ومع ذلك ، فإن خطر إصابة الطفل بالصرع بعد نوبة حموية واحدة بسيطة أعلى قليلاً فقط من خطر إصابة الطفل الذي لم يصاب أبدًا بنوبة حمى

نوبات الحمى هي تشنجات تحدث لدى طفل بين ستة أشهر وخمس سنوات وتكون درجة حرارته أعلى من 38 درجة مئوية (100.4 درجة فهرنهايت). تحدث معظم نوبات الحمى لدى الأطفال الذين تتراوح أعمارهم بين اثني عشر وثمانية عشر شهرًا

تحدث نوبات الحمى في 2 إلى 4 بالمائة من الأطفال الذين تقل أعمارهم عن خمس سنوات. يمكن أن تكون مشاهدتها مخيفة ولكنها لا تسبب تلفًا في الدماغ أو تؤثر على ذكاء الطفل. يُعرَّف الصرع بأنه حدوث نوبتين أو أكثر دون وجود حمى ، لذا فإن الإصابة بنوبة حموية لا تعني إصابة الطفل بالصرع.

هناك عدد قليل من الأسباب المحتملة للنوبات الحموية ، مثل العدوى أو التطعيمات أو عوامل الخطر الأخرى مثل التاريخ العائلي للنوبات الحموية ، والتي ستزيد من خطر إصابة الطفل بنوبات الحمى. يمكن أن تسبب العدوى البكتيرية أو الفيروسية حمى يمكن أن تسبب أيضًا نوبات حموية. بعض اللقاحات (خاصة الحصبة والنكاف والحصبة الألمانية) يمكن أن تسبب الحمى (ثمانية إلى أربعة عشر يومًا بعد التطعيم) والتي يمكن أن تؤدي إلى نوبات الحمى.

تحدث نوبات الحمى عادةً في اليوم الأول من المرض ، وفي بعض الحالات ، تكون النوبة هي أول دليل على مرض الطفل. تحدث معظم نوبات الحمى عندما تكون درجة الحرارة أعلى من 39 درجة مئوية (102.2 درجة فهرنهايت). تُصنف نوبات الحمى على أنها إما بسيطة أو معقدة.

نوبات الحمى البسيطة هي الأكثر شيوعًا. عادة يفقد الطفل وعيه ويعاني من تشنج أو ارتعاش إيقاعي في الذراعين أو الساقين. لا تستمر معظم النوبات لأكثر من دقيقة أو دقيقتين ، على الرغم من أنها يمكن أن تستمر لمدة تصل إلى خمس عشرة دقيقة. بعد النوبة ، قد يشعر الطفل بالارتباك أو النعاس ، لكن لا يعاني من ضعف في الذراع أو الساق.

نوبات الحمى المعقدة أقل شيوعًا ويمكن أن تستمر أكثر من خمسة عشر دقيقة (أو ثلاثين دقيقة إذا كانت متسلسلة). قد يعاني الطفل من ضعف مؤقت في الذراع أو الساق بعد النوبة

يجب أن يتم فحص الطفل المصاب بنوبة حمى بواسطة أخصائي صحي في أقرب وقت ممكن (في قسم الطوارئ أو العيادة الطبية) لتحديد سبب الحمى. قد يحتاج بعض الأطفال ، وخاصة أولئك الذين تقل أعمارهم عن اثني عشر شهرًا ، إلى إجراء اختبار للتأكد من أن الحمى ليست مرتبطة بالتهاب السحايا (عدوى خطيرة تصيب بطانة الدماغ).

عادةً ما يتضمن علاج النوبات المطولة إعطاء الطفل دواءً مضادًا للنوبات ومراقبة معدل ضربات قلب الطفل وضغط الدم والتنفس. إذا توقفت النوبة من تلقاء نفسها ، فلا داعي لاستخدام الأدوية المضادة للنوبات. بعد نوبة حمى بسيطة ، لا يحتاج معظم الأطفال إلى البقاء في المستشفى إلا إذا كانت النوبة ناجمة عن عدوى خطيرة تتطلب العلاج في المستشفى.

بعد توقف النوبة ، يبدأ علاج الحمى ، عادةً عن طريق إعطاء أسيتامينوفين أو إيبوبروفين عن طريق الفم أو المستقيم وأحيانًا عن طريق الإسفنج بالماء بدرجة حرارة الغرفة (وليس الماء البارد).

الأطفال الذين يعانون من نوبة حمى معرضون لخطر الإصابة بنوبة حموية أخرى (يحدث هذا في ثلاثين إلى خمسة وثلاثين بالمائة من الحالات. لا تحدث نوبات الحمى المتكررة بالضرورة في نفس درجة حرارة النوبة الأولى ، ولا تحدث في كل مرة يظهر فيها الطفل يعاني من حمى. تحدث معظم حالات التكرار في غضون عام واحد من النوبة الأولية وتحدث جميعها تقريبًا في غضون عامين من النوبة الأولى.

يكون خطر النوبات المتكررة أعلى بالنسبة للأطفال الصغار (أقل من خمسة عشر شهرًا) ، أو الذين يعانون من الحمى المتكررة ، أو أحد الوالدين أو الأشقاء الذين أصيبوا بنوبات حموية أو صرع ، أو لديهم وقت قصير بين بداية الحمى والنوبة أو أصيبوا بنوبة صرع. درجة حرارة منخفضة قبل نوباتهم.

يمكن للوالدين الذين يشهدون النوبة الحموية لدى طفلهم القيام ببعض الأشياء لمنع الطفل من إيذاء نفسه أو نفسها:

ضع الطفل على جانبه ولكن لا تحاول إيقاف حركته أو تشنجاته. لا تضع أي شيء في فم الطفل.

قم بإزالة الأشياء الحادة أو الصلبة من المنطقة المجاورة للطفل.

احتفظ بوقت النوبة. تتطلب النوبات التي تستمر لأكثر من خمس دقائق علاجًا فوريًا. يجب أن يبقى أحد الوالدين مع الطفل بينما يطلب الوالد الآخر المساعدة الطبية الطارئة.

يمكن تعليم آباء الأطفال المعرضين لخطر الإصابة بنوبة حموية متكررة تقديم العلاج في المنزل للنوبات التي تستمر لأكثر من خمس دقائق. عادة ما يتضمن العلاج إعطاء الطفل جرعة واحدة من ديازيبام جل في المستقيم. عادة ما تكون جرعة واحدة هي كل ما هو مطلوب لوقف النوبة.

في معظم الحالات ، لا ينصح بالعلاج لمنع النوبات المستقبلية ؛ المخاطر والآثار الجانبية المحتملة للأدوية المضادة للنوبات تفوق فائدتها. بالإضافة إلى ذلك ، لا يُنصح بإعطاء دواء (أسيتامينوفين أو إيبوبروفين) للوقاية من الحمى عند الطفل الذي لا يعاني من الحمى (إذا كان الطفل مصابًا بنزلة برد ولكن لا يعاني من الحمى) لأنه لا يبدو أنه يقلل من خطر حدوث نوبات الحمى في المستقبل.

علاج الحمى (درجة حرارة أعلى من 100.4 درجة فهرنهايت أو 38 درجة مئوية) مقبول ولكن ليس مطلوبًا دائمًا ؛ يجب على الوالدين التحدث مع أخصائي الصحة للمساعدة

في تحديد موعد علاج حمى الطفل. مناقشة مفصلة للحمى عند الأطفال متاحة بشكل منفصل

لا يبدو أن الذكاء والجوانب الأخرى لنمو الدماغ تتأثر بنوبة الحمى ، سواء كانت النوبة بسيطة أو معقدة أو متكررة ، أو حدثت أثناء الإصابة أو بعد التحصين

يحدث الصرع بشكل متكرر عند الأطفال الذين أصيبوا بنوبات حموية. ومع ذلك ، فإن خطر إصابة الطفل بالصرع بعد نوبة حموية واحدة بسيطة أعلى قليلاً فقط من خطر إصابة الطفل الذي لم يصاب أبدًا بنوبة حمى.

الأسطورة 38: لا يستطيع الشخص المصاب بالصرع أو النوبات التبرع بالدم

في العديد من البلدان ، يُستبعد المصابون بالصرع بشكل مؤقت أو دائم من التبرع بالدم. يعتمد هذا الاستبعاد على افتراض أنهم أكثر عرضة لتجربة ردود فعل سلبية من المانحين مثل نوبات الصرع ، وليس على الأدلة العلمية.

إذن ، ما هي الآثار السلبية للتبرع بالدم على مرضى الصرع؟ لا توجد دراسة ، حسب ما أراه من خلال جميع الأبحاث ، يمكن أن تثبت أن التبرع بالدم أدى إلى أحداث سلبية في مرضى الصرع.

لم تتمكن الدراسات المحدودة ذات الجودة المنخفضة من إثبات أن المتبرعين بالدم المصابين بالصرع معرضون بشكل متزايد لخطر الآثار الضارة. من الضروري إجراء مزيد من البحث لتحديد ما إذا كان يجب استبعاد مرضى الصرع من التبرع بالدم وإلى متى.

الأسطورة 39: يمكن أن يؤدي إحداث الخدوش إلى علاج الصرع

الصرع مشكلة طبية مزمنة يمكن علاجها بنجاح لكثير من الناس. لسوء الحظ ، لا يصلح العلاج للجميع و هناك حاجة ماسة لمزيد من البحث.

لا يوجد علاج معروف للصرع. ومع ذلك ، فإن حوالي سبعين بالمائة من المصابين بالصرع يتم التحكم في نوباتهم بالأدوية. في بعض الحالات ، توفر جراحة الصرع إمكانية تقليل النوبات أو التخلص منها. اعتمادًا على نوع الصرع ، سيتغلب بعض الأشخاص على صرعهم.

يعيش معظم المصابين بالصرع في البلدان النامية مع وصول محدود إلى الرعاية الطبية. في إفريقيا ، يلعب المعالجون التقليديون دورًا بارزًا في رعاية الأشخاص المصابين بالصرع ، ومع ذلك لا يُعرف سوى القليل عن رعاية الصرع من قبل المعالجين التقليديين تتعرف المعالجون التقليديون على نفس الأعراض التي يثير ها طبيب الأعصاب لوصف بداية النوبة (على سبيل المثال ، الهلوسة الشمية ، مسيرة جاكسون ، الأوتوماتيكية).

على الرغم من أن المعالجين التقليديين يقرون بوجود ميل عائلي لبعض النوبات ويصادقون على أسباب أعراض الصرع ، إلا أنهم يعتقدون أن السحر يلعب دورًا مركزيًا واستفزازيًا في معظم النوبات. يبدأ العلاج بعد النوبة الأولى وعادة ما يشمل بعض المنتجات النباتية والحيوانية. يعتبر المرضى الذين لا يعانون من نوبات أخرى قد شفوا. قد تتم إحالة أولئك الذين لا يستجيبون للعلاج إلى معالجين آخرين. تعد علامات الأمراض الجهازية المصاحبة السبب الأكثر شيوعًا للإحالة إلى المستشفى.

يحصل المعالجون التقليديون على تاريخ مفصل للأحداث ، ويركزون على العلاج ، وقد يحيلون المرضى الذين يعانون من نوبات صرعية إلى معالجين آخرين. في بعض الظروف ، يدركون دور الرعاية الصحية الحديثة ويحيلون المرضى إلى المستشفى. بالنظر إلى هيمنتها كمقدمي رعاية للأشخاص المصابين بالصرع ، من المهم زيادة فهم نهجهم في الرعاية. هناك حاجة إلى علاقات تعاونية بين الأطباء والمعالجين التقليديين إذا كنا نأمل في سد فجوة العلاج في إفريقيا.

من بين الأربعين مليونًا من المصابين بالصرع في جميع أنحاء العالم ، يعيش ثمانون في المائة في البلدان النامية. في أفريقيا ، قد لا يتمتع ثلثا إلى ثلاثة أرباع سكان الريف فعليًا بإمكانية الوصول إلى مرافق الرعاية الصحية الحديثة. على الرغم من التحركات نحو تحقيق اللامركزية في الرعاية الصحية ، فقد ظلت الموارد مركزية إلى حد كبير وضعيفة التخصيص. يجب على المرضى السفر لمسافات طويلة للحصول على الرعاية الطبية. يمكن أن تكون تكاليف السفر باهظة. قد تكون التأخيرات في رؤية مقدمي الرعاية الصحية المر هقين كبيرة. قد يصل المرضى للعثور على موظفين في إجازة ، أو أدوية غير متوفرة ، أو مقدمي خدمات طبية يفتقرون إلى الخبرة اللازمة. كما أن رسوم المستخدم تمنع طلب

الرعاية الصحية ، لا سيما في الفئات السكانية الضعيفة من المرضى. أولئك الذين يتغلبون على هذه العقبات ويدخلون إلى المرافق الطبية قد يتكبدون نفقات إضافية لشراء الأدوية أو السفر للحصول عليها.

من المرجح بشكل خاص أن يواجه الأشخاص المصابون بالصرع حواجز تمنعهم من الحصول على الرعاية الطبية. قد تحد النوبات المتكررة من قدرة الشخص على القيام بالأعمال اليدوية اللازمة للحياة الريفية ، والصرع يسبب خسائر اقتصادية. في أفريقيا ، يرتبط الصرع بوصمة عار هائلة ، مما قد يؤدي إلى تفاقم الحرمان الاجتماعي والاقتصادي. عندما يتم علاج الصرع ووصمه ، يكون الأشخاص المصابون بالصرع أقل قابلية للتوظيف وأقل احتمالية لكسب لقمة العيش. قد يكونون غير قادرين على تعبئة الشبكات الاجتماعية اللازمة لتوفير النقل والمساعدة المالية والسكن والدعم النفسي المطلوب للحصول على الرعاية في المرافق الطبية البعيدة والتي تفتقر إلى الموارد.

في هذا السياق ، ليس من المستغرب أن يلتمس الأشخاص المصابون بالصرع الرعاية من المعالجين التقليديين بدلاً من الأطباء. لا يقتصر الأمر على أن المعالجين التقليديين في متناول المرضى جسديًا فحسب ، بل يقدمون أيضًا قدرًا أكبر من المعرفة الثقافية والمفاهيمية. تتمحور الرعاية المستندة إلى المستشفى حول المرض وقد لا تتمكن من تقديم تفسيرات لسبب المرض بطريقة صحيحة بيئيًا. على العكس من ذلك ، يركز المعالجون التقليديون على المرضى وبيئاتهم الاجتماعية أكثر من تركيزهم على أمراضهم الخاصة ، مما يؤكد بشدة على السياق النفسي والاجتماعي للمرض. غالبًا ما يعتقد المرضى في الثقافات التقليدية أن الصراعات النفسية والاجتماعية هي سبب رئيسي للمرض ، وقد يؤدي فشل الطب الحديث في معالجة هذه المخاوف إلى تقليل القوة المتصورة للتدخلات الطبية الحديثة.

من المرجح أن يزداد الاعتماد على الأنماط التقليدية للرعاية الصحية في أفريقيا مع اتساع الفجوة بين احتياجات وموارد الرعاية الصحية في ظل العبء المتزايد للفقر ووباء الذي لا هوادة فيه. يسعى سبعون بالمائة من المرضى (HIV) فيروس نقص المناعة البشرية في بعض المناطق في البداية للحصول على الرعاية الصحية من المعالجين التقليديين. بدأت الحكومات في البلدان النامية حوارًا مع المعالجين التقليديين لتسهيل بعض الارتباط بقطاع الرعاية الصحية الرسمي. في الآونة الأخيرة ، أصدرت جنوب إفريقيا تشريعات لترخيص حوالي مائتي ألف معالج تقليدي. على الرغم من الهيمنة العالمية للشفاء التقليدي للأشخاص المصابين بالصرع والجهود المستمرة لإدماج المعالجين التقليديين في النظام الطبي الرسمي ، فإننا لا نعرف سوى القليل جدًا عن كيفية تعامل المعالجين التقليديين مع رعاية الصرع.

كان هناك طفل يبلغ من العمر أربع سنوات كان يعاني من نوبة توتر رمعية معممة أثناء رعاية أجداده من الأب. استشار الأجداد من الأب معالجًا تقليديًا ، عزا التشنج إلى الروح الغاضبة لوالد الطفل المتوفى. وبعد وفاة الأب ، صادر الأجداد من الأب ممتلكات الأسرة ، بما في ذلك هذا الطفل ، تاركين الأم معوزة. كانت الأم مصابة بالصرع ، ولم يعتقد أجدادها مع التحكم (PB) من الأب أنها أم صالحة ، على الرغم من أنها كانت تتناول الفينوباربيتال الجيد في النوبات. استند المعالج التقليدي إلى هذا الانتهاك للميراث الشرعي كسبب لنوبات

الطفل ودعا إلى إعادة الطفل وبعض الممتلكات إلى الأم لوقف النوبات. استمر الطفل في المعاناة من نوبات متقطعة و عانى على الأقل من نوبتين من الحالة الصرعية ، ربما في وضع الملاريا. في النهاية ، أعاد الأجداد الطفل إلى أمه.

أخذت الأم الطفل إلى معالج تقليدي آخر ، عالج الطفل بخيمة بخار أعشاب. خلال إحدى جلسات التبخير ، سقط الطفل على قدر بخار مغلي وأصيب بحروق في جبينه. كان المعالج التقليدي قد أكد للأم أنه مع العلاج الكامل ، ستتوقف النوبات. ومع ذلك ، عندما عجزت الأم عن دفع ثمن ماعز واحد ، رفض المعالج التقليدي إكمال العلاج. ثم قررت الأم طلب الرعاية في المستشفى.

يعتقد معظم المعالجين التقليديين أن السحر مسؤول إلى حد ما عن النوبات. قد يكون من الصعب على الغربيين تقدير الإيمان القوي بالسحر و القدرة المستدامة للفكر السحري الواضح في المناطق الريفية في إفريقيا. لا تقتصر هذه المعتقدات على غير المتعلمين. يعتقد بعض العاملين في مجال الرعاية الصحية المدربين الذين قابلناهم ، بما في ذلك الأطباء ، أن السحر يلعب دورًا في التسبب في حدوث النوبات. والاعتقاد بأن السحر هو السبب النهائي للشرط لا يستبعد إسناد الأسباب المباشرة للنوبات. على سبيل المثال ، قد يتسبب إلقاء تعويذة على شخص ما في تطوير نوبات الصرع أثناء نوبة الملاريا ، في حين أن الملاريا لا تسبب نوبات. أبلغ المعالجون عن مجموعة متنوعة من الظروف المحددة التي يمكن أن تؤدي إلى نوبات.

يتفق المعالجون التقليديون على أنه لا ينبغي وضع أي شيء في فم المريض. و أيدوا "نفخ الدخان في فتحة الأنف" في محاولة لوقف النوبة. كما حددوا إفرازات الجسم (البول والبراز والأرياح (الغازات من المعدة) واللعاب) كمواد معدية يمكن أن تنتقل النوبات إلى المارة. قد يتم الدعوة إلى علاجات "تحصين" أفراد الأسرة ضد الصرع. يؤيد المعالجون التقليديون أهمية إعطاء المريض شرحًا للنوبة.

يمكن علاج النوبات التي يسببها السحر عن طريق العلاج بترياق يشتمل على نفس المكونات التي تم استخدامها في السحر الأصلي. تحدث حالات فشل العلاج عندما لا يتمكن المعالج من تحديد المكونات الصحيحة و الحصول عليها. كانت المكونات الشائعة لعلاج الصرع التي يستخدمها كل من المعالجين التقليديين و العاملين في الرعاية الصحية بالمستشفى عبارة عن منتجات من حيوانات تظهر سلوكيات تشبه التشنجات أو فقدان الوعي. بعض حالات الصرع لا يمكن علاجها. تعتبر الحروق علامة على الصرع المستعصي على الحل. يعتقد العديد من المعالجين أن الحرق نفسه يختم بطريقة ما مصير الضحية. أكدت دراسات أخرى وجود معتقدات مماثلة بين المعالجين التقليديين في مناطق أفريقية أخرى.

قد يحيل المعالجون التقليديون المرضى إلى معالج آخر إذا فشلت علاجاتهم. تتم الإحالات إلى معالج أقوى أو شخص لديه إمكانية الوصول إلى مكونات مختلفة لاستخدامها في العلاج. يدرك المعالجون التقليديون أيضًا دور الطب الحديث في علاج النوبات ويبلغون عن إحالة المرضى إلى المستشفى في بعض الأحيان ، خاصةً عندما تحدث النوبات في سياق بعض الحالات الأخرى. كما تم الاستشهاد بتدخلات طبية محددة مثل "القطرات" والحقن

و العناية بالجروح كأسباب لإرسال المرضى إلى المستشفى. في بعض الأحيان يتم إحالة المرضى لمجرد أن المعالج يشعر بأن رعايته قد فشلت.

تستمر القيود الاقتصادية الكبيرة في إفريقيا في إعاقة تطوير النظم الصحية ، وفي المستقبل المنظور ، لا تستطيع الأنظمة الطبية الحديثة وحدها سد فجوة العلاج للأشخاص المصابين بالصرع. على الرغم من العديد من الدراسات الأنثروبولوجية وبعض الدراسات الوبائية ، التي تؤكد على الدور المهم لتعزيز الصحة الذي يلعبه المعالجون التقليديون في إفريقيا ، فإن الرعاية الصحية الحديثة غالبًا ما تنظر إلى المعالجين التقليديين بمزيج من الشك والشك. يُعد المعالجون التقليديون جزءًا لا يتجزأ من حالة الرعاية الصحية في إفريقيا ، ومن المرجح أن تفشل محاولات التدخل الطبي ، دون التعاون مع المعالجين التقليديين.

يعاني الأشخاص المصابون بنوبات صرع بسبب الحركة البؤرية أو الظواهر الحسية عمومًا من خدوش المعالج التقليدي أو الوشم في المنطقة المصابة عند بداية النوبة. هذا يدل على أن المعالج التقليدي يفيد بأنهم حصلوا على تاريخ مفصل لبداية النوبة. ترتبط الحروق لدى الأفارقة المصابين بالصرع بنوبات متكررة ، وبالتالي من المحتمل أن تكون مؤشرًا على احتمالية منخفضة لحرية النوبات.

الأدوية التقليدية ليست دائما حميدة. يمكن أن تنجم العواقب السلبية عن رعاية المعالج التقليدية ، مثل حروق الطفل. يمكن أن تستهلك الرعاية التي يقدمها المعالجون التقليديون موارد مالية كبيرة ، لكن رعاية المعالجين التقليديين قد لا تكون بدون فائدة بالكامل. إذا سمح علاج المعالج لأفراد أسرة الشخص المصاب بالصرع بعدم الخوف من العدوى ، فربما تكون الأسرة أكثر استعدادًا لمساعدة الشخص المصاب بالصرع عند تعرضه لنوبات ـ سحبهم من النار ، ومنعهم من الغرق. بالإضافة إلى ذلك ، بعد النوبة الأولى ، يشعر بعض الأفراد بالقلق باستمرار بشأن احتمال حدوث نوبة أخرى. لن يتعرض الكثير منهم لنوبة ثانية أبدًا ، أو لن تحدث النوبة التالية لأشهر أو سنوات. ربما تخفف طقوس المعالج التقليدي من هذا القلق وتسمح للشخص بالعودة إلى الحظيرة الاجتماعية على أنه "طبيعي". في بعض الأحيان ، يبدو أن المعالجين التقليديين يعملون كضمير المجتمع الأخلاقي ـ مشيرين إلى المحظورات المكسورة والمعايير المخالفة.

بغض النظر عن الطريقة التي نختار بها رؤية المعالجين التقليديين ورعايتهم ، من منظور الأشخاص المصابين بالصرع في المناطق الريفية بأفريقيا ، فإن هؤلاء الأفراد هم الشخصيات المركزية في توفير الرعاية الصحية. يتطلب بروز المعالجين التقليديين في حياة الأشخاص المصابين بالصرع أن نفهم ونعترف برعايتهم. يجب أن تكون أي تدخلات تهدف إلى زيادة الوصول إلى الرعاية والتخفيف من وصمة العار المرتبطة بالصرع شاملة لهذه المجموعة من مقدمي الخدمات.

لا توجد مدارس تدريب رسمية أو كتب مكتوبة للمعالجين التقليديين. بدلاً من ذلك ، يحصل معظم المعالجين على معارفهم ومهاراتهم من أحد أفراد الأسرة الأكبر سنًا ، أو قد يتم تدريب الطلاب على فرد من خارج العائلة. لدى الناس في إفريقيا أفكار مختلفة حول أسباب الصرع وكيفية علاج هذه المشكلة ، ولكن يتم مشاركة بعض الأفكار. هناك نوعان من

الصرع. أحدهما مرض يسببه السحر. بدافع الغيرة أو الرغبة في النجاح في العمل ، يمكن لشخص ما ، من خلال السحر ، أن يصيب شخصًا آخر بالصرع. قد لا يكون الضحية قادرًا على كسب المال أو قد يستخدم كل أمواله في دفع تكاليف العلاج والبحث عن علاج. يتم العثور على الشكل الأساسي الثاني من الصرع عندما يعاني أكثر من فرد من العائلة من الصرع. قد لا يكون هذا نتيجة للسحر. يصعب علاج هذا الشكل ويتطلب المعالج التقليدي توفير العلاج للوقاية من المرض لدى أفراد الأسرة غير المصابين بالصرع. في علاج النوع الذي يسببه السحر ، يستخدم المعالج قواه الخارقة لتكهن أولاً بالمكونات المستخدمة لإلحاق السحر بالشخص المتألم. قد يستخدم بعض الأشياء المسحورة لتكوين هذه المكونات. ثم يجب أن يجمع نفس المكونات مثل ترياق. المكونات الشائعة هي أجزاء من الحشرات أو الحيوانات التي تعاني هي نفسها من تشنجات (على سبيل المثال ، حشرة معينة ، عند تحرشها ، تهتز ثم تلعب ميتة). يتظاهر طفل الأدغال بالموت لتجنب الهجوم. هذه هي المكونات المطلوبة. يتم خلط هذه الحشرات أو الأجزاء الحيوانية مع أجزاء النبات بنفس نسبة تلك المستخدمة لإصابة الصرع. ثم يتم وضع الخليط على الجلد أو استنشاقه أو تناوله. بالنسبة لنوع الصرع الموجود في العائلات ، يركز العلاج على حماية أفراد الأسرة غير المصابين بالصرع. عندما يذهب مثل هذا المريض إلى المعالج التقليدي ، يتم إعطاء أفراد الأسرة الآخرين العلاج لمنع انتشار المرض. الحاجة إلى مثل هذا العلاج هو أن التشنجات من هذا النوع من الصرع قد تكون معدية. يعتقدون أن العدوى تأتي من اللعاب أو البراز أو البول ، والتي ، إذا تم الاتصال بها أثناء النوبة أو بعدها ، قد تنقل المرض. العلاج ليس دائمًا فعالًا عندما يعترف المعالج التقليدي بأنه غير قادر على معرفة أو تحديد نفس المكونات المستخدمة للتسبب في الصرع ، فقد يشير إلى معالج تقليدي آخر. يعتقد بعض المعالجين التقليديين أنه إذا أصيب شخص بحروق أثناء النوبة ، فلا يمكن علاج النوبات ، لذلك لن يحاول العديد من المعالجين التقليديين علاج الصرع الذين لديهم تاريخ من الحروق. يذهب العديد من هؤلاء المرضى إلى المستشفى لتلقي العلاج من الحروق لكنهم سيذهبون إلى معالجين آخرين لعلاج الصرع. يقوم المعالجون التقليديون بإحالة المرضى الذين فشل علاجهم إلى المستشفى. يمكنهم أيضًا تلقي إحالات ذاتية من المستشفى. يرجع فشل علاج الأطباء المعاصرين إما إلى ضعفهم في مواجهة السحر أو بسبب نقص جرعات الأدوية

الخرافة 40: تطبيق الفلفل على العينين يمكن أن يعالج الصرع

تطبيق التلفيقات على العين لا يمكن أن يعالج الصرع. يُعالج الصرع تقليديًا بالأدوية المضادة للنوبات. على الرغم من أنها يمكن أن تكون مفيدة للغاية ، إلا أن هذه الأدوية قد لا تعمل مع الجميع ، وكما هو الحال مع أي دواء ، فإنها تنطوي على مخاطر الآثار الجانبية.

يلجأ بعض الأشخاص المصابين بالصرع إلى العلاجات الطبيعية والعلاجات البديلة للمساعدة في تخفيف أعراضهم أو استكمال علاجاتهم. من الأعشاب والفيتامينات إلى الارتجاع البيولوجي والوخز بالإبر ، هناك عدد للاختيار من بينها.

على الرغم من أن بعض العلاجات الطبيعية مدعومة بكمية متواضعة من الأبحاث ، إلا أن الكثير منها ليس كذلك. هناك أدلة أقل بكثير تدعم العلاجات الطبيعية للصرع من الطب التقليدي.

إذا كنت مهتمًا بإضافة شيء جديد إلى نظام علاج الصرع ، فتحدث مع طبيبك. قد تجد أن بعض العلاجات الطبيعية يمكن أن تكمل خطة العلاج الحالية. ومع ذلك ، فإن بعض الأعشاب خطيرة ويمكن أن تتفاعل مع الأدوية الفعالة.

يمكن أن يساعدك العمل مع طبيب لاكتشاف العلاجات المناسبة لك في تقييم الفوائد والمخاطر المحتملة ، بالإضافة إلى السماح لهم بتقديم النصح لك بشأن الخطوات

مع تزايد السوق والاهتمام العام ، ارتفعت شعبية العلاجات العشبية. يبدو أن هناك عشبًا لكل مرض. بعض الأعشاب الأكثر استخدامًا لعلاج الصرع هي: الشجيرة المحترقة ، الفاوانيا ، قلنسوة ، شجرة الجنة ، mugwort ، الأرض ، الماء ، زنبق الوادي ، الهدال حشيشة الهر

وفقًا لدراسة أجريت عام 2003 ، أظهرت حفنة من العلاجات العشبية المستخدمة في الطب الصيني التقليدي والكامبو الياباني والأيورفيدا الهندي آثارًا مضادة للاختلاج. ومع ذلك ، لا توجد دراسات عشوائية ، عمياء ، خاضعة للرقابة لدعم فوائدها. لم يتم دراسة السلامة والآثار الجانبية والتفاعلات جيدًا.

بعض الأعشاب الطبيعية المذكورة أعلاه يمكن أن تسبب المرض ـ حتى الموت. في الوقت الحالي ، لا يوجد دليل علمي كافٍ على أن معظم العلاجات العشبية تعالج الصرع بنجاح. معظم الأدلة غير موثوقة.

أيضًا المكملات العشبية. تسبب الأعشاب أحيانًا (FDA) لا تنظم إدارة الغذاء والدواء آثارًا جانبية غير سارة مثل الصداع والطفح الجلدي ومشاكل الجهاز الهضمي. على الرغم من أن بعض الأعشاب قد تساعد في علاج الصرع ، إلا أن البعض الآخر قد يؤدي إلى تفاقم الأعراض.

الأعشاب التي يجب تجنبها: الجنكو بيلوبا ونبتة سانت جون (قد تتفاعل مع الأدوية المضادة للتشنج) ، الكافا ، زهرة الآلام ، وحشيشة الهر (قد تزيد من التهدئة) ، الثوم (قد

يتداخل مع مستويات الأدوية الخاصة بك) ، البابونج (قد يطيل من آثارك. الأدوية) ، شيزاندرا (قد تسبب نوبات إضافية) ، المكملات العشبية التي تحتوي على الإفيدرا أو الكافيين (قد تؤدي إلى تفاقم النوبات ـ وتشمل غرنا وكولا) ، شاي النعناع

قد تساعد بعض الفيتامينات في تقليل عدد النوبات التي تسببها بعض أنواع الصرع ، لكن ضع في اعتبارك أن الفيتامينات وحدها لا تعمل. قد تساعد بعض الأدوية في العمل بشكل أكثر فعالية أو تساعد في تقليل الجرعة الضرورية. اتبع تعليمات طبيبك قبل تناول مكملات الفيتامينات لمنع جرعة زائدة محتملة.

يستخدم فيتامين ب 6 لعلاج شكل نادر من الصرع يعرف باسم النوبات المعتمدة على البيريدوكسين. يحدث هذا النوع من الصرع عادة في الرحم أو بعد الولادة بفترة وجيزة. وهو ناتج عن عدم قدرة جسمك على استقلاب فيتامين ب 6 بشكل صحيح. على الرغم من أن الأدلة واعدة ، إلا أن هناك حاجة إلى مزيد من البحث لتحديد ما إذا كانت مكملات فيتامين ب 6. تفيد الأشخاص المصابين بأنواع أخرى من الصرع.

قد يزيد النقص الحاد في المغنيسيوم من مخاطر النوبات. تشير الأبحاث الأقدم إلى أن مكملات المغنيسيوم قد تقلل من النوبات. يشير الباحثون إلى أن هناك حاجة لمزيد من التجارب العشوائية والمراقبة لفهم التأثيرات المحتملة للمغنيسيوم على الصرع بشكل أفضل.

قد يعاني بعض الأشخاص المصابين بالصرع أيضًا من نقص فيتامين هـ. وجدت دراسة أجريت عام 2016 أن فيتامين (هـ) يزيد من قدرات مضادات الأكسدة. اقترح هذا البحث أيضًا أنه يساعد في تقليل النوبات لدى الأشخاص المصابين بالصرع والذين لا يتم التحكم في أعراضهم عن طريق الأدوية التقليدية. وخلصت الدراسة إلى أن فيتامين (هـ) قد يكون من الآمن تناوله مع الأدوية التقليدية لعلاج الصرع. هناك حاجة إلى مزيد من البحث ، ومع ذلك.

الأدوية المستخدمة لعلاج الصرع قد تسبب أيضًا نقصًا في البيوتين أو فيتامين د ، وتؤدي إلى تفاقم الأعراض. في هذه الحالات ، قد يوصي طبيبك بالفيتامينات للمساعدة في إدارة حالتك.

الرضع الذين يعانون من النوبات الناجمة عن نقص حمض الفوليك قد يستفيدون من المكملات. قد تسبب مكملات حمض الفوليك للأشخاص الذين يعانون من الصرع ونقص حمض الفوليك من عوامل أخرى ضررًا أكثر من نفعها. خذها فقط تحت إشراف طبيبك.

قد تساعد بعض التغييرات الغذائية أيضًا في تقليل النوبات. النظام الغذائي الأكثر شهرة هو نظام الكيتو ، والذي يركز على تناول نسبة أعلى من الدهون. يعتبر النظام الغذائي الكيتون حمية منخفضة الكربوهيدرات وقليلة البروتين. يُعتقد أن هذا النوع من نمط الأكل يساعد في تقليل النوبات ، على الرغم من أن الأطباء لا يعرفون السبب بالضبط. غالبًا ما يخضع الأطفال المصابون بالصرع لنظام الكيتو الغذائي. كثير من الناس يجدون هذه القيود صعبة. ومع ذلك ، قد يكون هذا النوع من النظام الغذائي مكملاً لتدابير العلاج الأخرى للمساعدة في تقليل النوبات.

في عام 2002 ، ابتكر مركز جونز هوبكنز ميديسن نظامًا غذائيًا معدلاً لأتكينز باعتباره بديلًا منخفض الكربوهيدرات وعالي الدهون للنظام الغذائي الكيتون للبالغين المصابين

بالصرع. تشير المنظمة إلى أن الدراسات الحديثة تظهر أن النظام الغذائي يقلل من النوبات في ما يقرب من نصف أولئك الذين جربوه. لا حاجة للصيام أو عد السعرات الحرارية. غالبًا ما يُلاحظ انخفاض في النوبات في غضون بضعة أشهر فقط

يحاول بعض الأشخاص المصابين بالصرع التحكم في نشاط الدماغ لتقليل معدل النوبات. النظرية هي أنه إذا تمكنت من اكتشاف أعراض نوبة وشيكة ، فقد تتمكن من إيقافها. يعاني العديد من الأشخاص المصابين بالصرع من أعراض الهالة قبل حوالي عشرين دقيقة من حدوث النوبة. قد تلاحظ روائح غير عادية أو ترى أضواء غريبة أو تشوش الرؤية. قد تشعر بالأعراض لعدة أيام قبل الحدث. قد تشمل هذه الأعراض: القلق والاكتئاب والتعب و / أو الصداع الشديد.

تُستخدم طرق ضبط النفس لمنع أو تقليل شدة النوبة بمجرد وصولها. هناك العديد من التقنيات التي تتطلب جميعها تركيزًا وتركيزًا جيدًا. ومن الأمثلة على ذلك: التأمل ، أو المشي ، أو الانغماس في مهمة ، أو استنشاق رائحة قوية ، أو إخبار النوبة حرفياً بـ "لا". تكمن مشكلة هذه الأساليب في عدم وجود طريقة واحدة لإيقاف النوبة. وليس هناك ما يضمن أن أيًا منهم سيعمل في كل مرة.

نهج آخر ينطوي على الارتجاع البيولوجي. مثل إجراءات ضبط النفس ، الغرض من العملية هو السيطرة على نشاط عقلك. يستخدم الارتجاع البيولوجي أجهزة استشعار كهربائية لتغيير موجات الدماغ. وجدت دراسة واحدة على الأقل أن الارتجاع البيولوجي يقلل بشكل كبير من النوبات لدى الأشخاص المصابين بالصرع الذين لا يستطيعون التحكم في أعراضهم بالأدوية التقليدية. عادة ما يستخدم المعالجون الفيزيائيون الارتجاع البيولوجي. إذا كنت مهتمًا بمعرفة المزيد حول هذا الإجراء ، فابحث عن محترف لديه أوراق اعتماد. قد يكون من الصعب إدارة حالتك من خلال ضبط النفس والارتجاع البيولوجي وحدهما. كلا الإجراءين يتطلبان الوقت والمثابرة والاتساق لإتقانهما. إذا قررت السير في هذا الطريق ، فكن صبورًا. لا تقلل أو تتوقف عن تناول أي أدوية موصوفة بدون موافقة طبيبك.

يعتبر الوخز بالإبر والعلاج بتقويم العمود الفقري في بعض الأحيان بدائل لعلاج الصرع التقليدي. لم يتم بعد فهم الطريقة الدقيقة التي يساعد بها الوخز بالإبر ، ولكن يتم استخدام الممارسة الصينية القديمة للمساعدة في تخفيف الألم المزمن والمشكلات الطبية الأخرى. يُعتقد أنه من خلال وضع إبر دقيقة في أجزاء معينة من الجسم ، يساعد الممارسون الجسم على شفاء نفسه.

قد يغير الوخز بالإبر نشاط المخ لتقليل النوبات. إحدى الفرضيات هي أن الوخز بالإبر قد يبقي الصرع تحت السيطرة عن طريق زيادة نغمة السمبتاوي وتغيير الخلل اللاإرادي. تبدو هذه الممارسة جيدة من الناحية النظرية ، ولكن لا يوجد دليل علمي يثبت أن الوخز بالإبر علاج فعال للصرع. قد تساعد التلاعب في العمود الفقري في العناية بتقويم العمود الفقري الجسم أيضًا على شفاء نفسه. يستخدم بعض المعالجين بتقويم العمود الفقري معالجات محددة للمساعدة في السيطرة على النوبات بشكل منتظم. مثل الوخز بالإبر ، لا

يُنظر إلى العناية بتقويم العمود الفقري على نطاق واسع على أنها شكل فعال من أشكال علاج الصرع.

بالنسبة للجزء الأكبر ، فإن الأدلة التي تدعم العلاجات الطبيعية للصرع هي قصص غير مؤكدة. لا يوجد بحث لدعم الاستخدام الآمن. لا يوجد أيضًا علاج واحد أو علاج بديل يناسب الجميع. طبيب الأعصاب الخاص بك هو أفضل مصدر للحصول على معلومات حول الصرع ورعايته. عقلك عبارة عن شبكة معقدة. تختلف كل حالة عن الأخرى ، وتختلف النوبات في شدتها ووتيرتها. تستجيب أنواع الصرع المختلفة أيضًا للأعشاب المختلفة والأدوية المختلفة. قد تتداخل الأعشاب أو العلاجات الطبيعية الأخرى مع الأدوية وقد تؤدي إلى حدوث نوبات.

يحاول العديد من الأشخاص تنويع طرق العلاج حتى يجدون الطريقة الأفضل بالنسبة لهم. الصرع اضطراب خطير ، ومن المهم منع النوبات. قد تكمل العلاجات الطبيعية علاجك الطبي. في بعض الحالات ، قد تؤدي هذه العلاجات إلى تحسين علاجك. ومع ذلك ، على الرغم من إمكاناتها ، لا تزال العلاجات الطبيعية تشكل مخاطر كبيرة. هذا هو الحال بشكل خاص مع الأعشاب والفيتامينات ، حيث يمكن أن تتفاعل مع بعض الأدوية. يمكن أن تكون بعض المكملات قوية مثل الأدوية التقليدية. تأكد من استشارة طبيبك قبل إضافة أي أعشاب أو مكملات لنظامك الغذائي.

يجب ألا تستبعد العلاجات الطبيعية للصرع ، ولكن تعامل معها كخيارات منفصلة لرعاية الصرع. لاحظ الأساليب التي تهمك وناقشها مع طبيبك قبل تجربتها. الطريقة الأكثر أمانًا لعلاج الصرع هي التشاور الكامل مع طبيب الأعصاب الخاص بك. قد تتداخل إضافة الأعشاب أو العلاجات الأخرى دون استشارتهم مع فعالية أدويتك وقد تسبب المزيد من النوبات.

الأسطورة 41: حرق القدمين يمكن أن يعالج الصرع

لقد شكلت الأفكار التي تبدو غريبة جدًا بالنسبة لنا وجهات نظر حول الصرع عبر تاريخنا. تمت محاولة عدد من العلاجات الإبداعية ، ولكن معظمها غير فعالة. تشهد الكتابات القديمة على حقيقة أن الأشخاص المصابين بنوبات الصرع قد تعرضوا للتمييز عبر التاريخ. بالكاد يمكننا أن نتخيل ما كان عليه العيش مع مثل هذه النوبات في عصر اعتقد فيه الناس أن سببها هو الأرواح الشريرة وأن الأرواح يمكن أن تؤثر على الآخرين أو تصيبهم بالعدوى. ادعى طبيب أعصاب معروف أن تاريخ الصرع يمكن تلخيصه على أنه أربعة آلاف عام من الجهل والتخوف ووصمة العار ، تليها مائة عام من المعرفة والتخوف ووصمة العار. في النرويج المعاصرة ، يمكن للأطفال والكبار المصابين بالصرع أن يرووا قصصًا عن الإقصاء بسبب الخوف والخوف في المجتمع. لا تزال الأساطير حول الصرع باقية ، ولا يزال الكثير منها قائمًا. يجب أن يسعى الأطباء والعاملين الصحيين إلى إزالة الغموض عن الصرع وبالتالي المساعدة في تحسين نوعية حياة المرضى.

على مر التاريخ ، عُرف الصرع بأسماء عديدة. تم تقديم مصطلح الصرع من قبل أبقراط وهو مشتق من اليونانية "للاستيلاء والاستيلاء على". تم استخدام العديد من التسميات الأخرى: المرض المقدس ، المرض العظيم ، مرض السقوط والعديد من الأمراض الأخرى (بالنرويجية: فولوت ، بروتفال ، فانغ ، فانجكرامب ، إيلسك ، بروت ، كرامبسلاج ، سلو ، بيجافنينج) ، بما في ذلك مرض الشرير / الشر. والجنون.

مصطلح "المرض السقوط" يعكس الاعتقاد بأنه خلال النوبة ، سوف يسقط المصاب على الأرض باتجاه الجحيم والشيطان. يشير مصطلح "فانغ" أو "فانكرامبي" إلى الاعتقاد بأن مخلوقات العالم السفلي ستمسك بالمصاب أو تحتضنه ، وأن التشنجات هي محاولاته للنضال بعيدًا عن هذا العناق.

يشهد مصطلح "البداية" ("الهدية") على حقيقة أن الصرع كان مرتبطًا أيضًا بقدرات خاصة ، بما في ذلك القدرة على علاج الآخرين. في النرويج ، ربما يكون كنوت راسموسن نوردغاردن (1792-1876) VestreGausdal وعرف هو أشهر شخصية معروفة. عاش في جاء الناس إليه من كل حدب وصوب ليشفى من المرض. Knut the Wise باسم.

تم استخدام "المرض المقدس" لأن الناس يعتقدون أيضًا أن المصابين بالصرع على اتصال بالله. ومن الأمثلة على ذلك كريستينا المذهلة (1150 - 1224) ، والمعروفة أيضًا باسم كريستينا مير ابيليس. كانت طفلة فقيرة يتيمة من بلجيكا عانت من نوبة صرع خطيرة في سن مبكرة. بعد النوبة اعتقد الناس أنها ماتت وشرعوا في دفنها. فجأة صاحت كريستينا: "رائحة الخطيئة البشرية لا تطاق بالنسبة لي!" في وقت لاحق من حياتها قامت بعدد من الأعمال المعجزية. لقد أصبحت رمزًا للمعاناة الإنسانية والحاجة إلى التخلص من وصمة العار والتحيز.

مصطلح "الجنون" ينبع من فكرة أن الاضطرابات النفسية مرتبطة ارتباطًا وثيقًا بأطوار القمر. في النرويج ، تم استخدام تشخيص الصرع (الجنون الصرع) لبعض الوقت. في عام 1925 ، تم إدخال مائتين وثلاثة وعشرين شخصًا إلى المستشفى بهذا التشخيص. مصطلح "صرع الرحم" ابتكره طبيب الأعصاب الفرنسي جان مارتن شاركو لوصف النوبات التي عانى منها مرضى العصابيين بعد ملاحظة نوبات الصرع في المرضى في نفس الجناح. في العصور القديمة ، كان الصرع يعتبر مرضًا مقدسًا تسببه الآلهة. يتألف العلاج من الذبائح والطقوس الدينية برئاسة الكهنة.

لقرون ، كان يُعتقد أن سبب الصرع هو الأرواح الشريرة والعفاريت والشياطين ، كما ارتبط الصرع بالسحر. يدعي كتيب من عام 1494 ("morbusdaemonicus") أن السحرة لها خصائص خاصة ، ، (Malleus Maleficarum (The Hammer of Witches بما في ذلك نوبات الصرع.

تظهر الحكايات الشعبية الشمالية من القرن السابع عشر والثامن عشر والتاسع عشر أن الصرع كان يُعتقد أنه نتيجة حوادث أثناء الحمل. على المرأة الحامل أن تتجنب "الإهمال" ـ وإلا سيعاني الطفل من مرض السقوط. تحتاج النساء الحوامل إلى تجنب أي شيء قد انهار بعناية. على سبيل المثال ، يجب ألا يتسلقوا سياجًا منهارًا ، وألا يشاهدوا أي شخص كان يفكك نسجًا ولا يسقط أي شيء على الأرض. إذا رأوا شخصًا يسقط ، فعليهم دائمًا مساعدته Småland في Slätthög على الوقوف على أقدامهم من أجل تجنب قوى السحر. في قرية بالسويد ، قيل إنه يجب على المرء أن يحرص على عدم سكب مياه الاستحمام الخاصة بالطفل مباشرة على الأرض. إذا كان الأمر كذلك ، فإن الماء سيصل إلى مخلوقات العالم السفلي ، التي ستسعى لاحقًا للانتقام من خلال إلحاق الصرع بالطفل.

كما كانت فكرة منتشرة على نطاق واسع مفادها أن الصرع يمكن أن يكون عقاب الله على الأفعال الشريرة التي يرتكبها المريض أو أسلافه.

عزز التنصير الإيمان بالشفاء من خلال الطقوس الدينية. يصف العهد الجديد كيف شفى يسوع فتى يعاني من "الجنون" أي الصرع: "ووبخ يسوع الشيطان فخرج منه وشفي الطفل من تلك الساعة". وشملت العلاجات الأكثر استخدامًا الصلاة والصوم والتضحيات وطرد الأرواح الشريرة (طرد الأرواح الشريرة). كما تم استدعاء قديسين معينين.

كان "زرع المرض في الأرض" مبدأ شائعًا في العلاج. لإيصال الأمراض إلى الأرض ، يمكن للمريض ، على سبيل المثال ، وضع ذراع على الأرض كانت ترتعش أثناء النوبة. "التدافع" ، أي سحب المريض من خلال فتحة طبيعية ، مثل شق حجري أو شجرة مجوفة ، يمكن أن يساعد أيضًا في منع النوبات.

كان يعتقد أيضًا أن حمل تميمة أو حقيبة مليئة بأعضاء الحيوانات المجففة حول الرقبة يمكن أن يكون له تأثير الشفاء. وشملت أشكال العلاج الأخرى الإخصاء ، وسفك الدماء ، والعلقات ، وحجر القحف (لإطلاق الأرواح الشريرة) ، والرماد من الملابس المحترقة التي يتم ارتداؤها أثناء النوبات ، والأعشاب ، والمعادن المختلفة ، ودم الإنسان والحيوان ، والبول ، والجماجم البشرية. كانت الأساليب غير فعالة في أحسن الأحوال ، ومضرة بشكل

مباشر في أسوأ الأحوال. كما تم استخدام إراقة الدماء كعلاج للصرع. وكثيرًا ما يستخدم شرب دم الإنسان أو الحيوان كوسيلة للعلاج.

في الأيام الأولى للطباعة ، لعبت كتيبات الأعشاب دورًا مهمًا. غالبًا ما يبارك الأسقف المحلي الكتب ، الذي يحدد أن "هذه العشبة تساعد ـ بإذن الله".

تم إدخال أملاح البروميد في علاج الصرع في النرويج في الثلاثينيات من القرن الماضي وظلت مستخدمة حتى حوالي عام 1950. كانت الأملاح تضاف غالبًا إلى الخبز. استمرت هذه الممارسة على الرغم من حقيقة أنه تم إدخال أدوية أخرى أكثر فعالية. تقلل أملاح البروميد من النوبات ولكن يمكن أن يكون لها آثار ضارة خطيرة ، مثل الدمامل الكبيرة على الجلد. لسوء الحظ ، يُظهر التاريخ أنه بمجرد إدخال طريقة العلاج ، قد يمر وقت طويل قبل التخلي عنها على الرغم من ثبوت أنها ضارة.

كطريقة علاج في مستشفيات الطب النفسي النرويجية من Lobotomy تم استخدام الأربعينيات حتى عام 1957. ومن غير المعروف أن الأشخاص المصابين بالصرع قد تعرضوا أيضًا لهذا العلاج ، مما أدى إلى درجات متفاوتة من تلف الدماغ. بعض أولئك الذين لم يعانوا من الصرع مسبقًا أصيبوا بالصرع بعد الجراحة بالإضافة إلى علامات أخرى لإصابات الفص الجبهي.

على مدى قرون عديدة ، تم تفسير أشكال معينة من نوبات الصرع ، على سبيل المثال النوبات الجزئية المعقدة التي تتميز بالانعزال والسلوك الغريب ، على أنها جنون. عندما تم إنشاء المصحات النفسية في القرن التاسع عشر ، تم إرسال العديد من المصابين بالصرع إلى هناك.

في أواخر القرن التاسع عشر ، كان الصرع يعتبر مرضًا تنكسيًا. "إن ما يسمى بضمور الصرع يشمل تطور اختلال في العقل ، وعيوب أخلاقية ، وكذب ، وضعف ضعيف ، وغالبًا ما يكون هوسًا وميلًا للتشرد".

وصف دليل خصائص الأشخاص المصابين بالصرع على هذا النحو: كان المريض "مجنونًا وخبيثًا ويميل إلى نوبات لا يمكن التنبؤ بها من العنف والجنون ، وربما ميول قاتلة وفساد أخلاقي بالتأكيد". كما تم اعتبار التدين المفرط وفرط الخطية ونقص النشاط الجنسي من سمات الشخصية المصابة بالصرع.

نظرًا للوصمة الاجتماعية التي صاحبت التشخيص ، يعاني الأشخاص المصابون بالصرع من صعوبة في العثور على عمل على الرغم من جميع الأعمار. أجبر الكثيرون على التسول ، واضطر آخرون إلى العمل بشكل عرضي ، وكان آخرون في حالة سيئة. في العالم بأسره ، لا تزال البطالة مرتفعة بين المصابين بالصرع ، ولا يزال التمييز في سوق العمل شائعًا ، حتى في القرن الحادي والعشرين.

(EEG) كان الطبيب النفسي الألماني هانز بيرغر ، الذي اكتشف تخطيط كهربية الدماغ في عام 1924 ، أول من أظهر أن الصرع مرتبط بنشاط كهربائي غير طبيعي في الدماغ. لسوء الحظ ، لم يساعد هذا في تغيير نظرة الناس إلى الصرع إلى أي حد ملموس

في ألمانيا في عشرينيات القرن الماضي ، كان من المفترض أن 80٪ ممن كانوا يعيشون في مستعمرات الصرع لديهم شكل وراثي من الصرع. تميزت هذه الحقبة بأفكار النظافة العرقية. تم منع الأشخاص المصابين بأمراض وراثية ، بما في ذلك الصرع ، من إنجاب الأطفال. بدأ التعقيم القسري والإبادة لجميع الأطفال المعوقين دون سن الثالثة. عمليا ، قُتل جميع المعوقين حتى سن السابعة عشرة

في الفترة 1907-1964 ، تم تعقيم ستين ألف مصاب بالصرع ، منهم ثلاثون في النرويج.

في النرويج حتى عام 1969 ، كان الجميع ملزمًا بالكشف عن صرعه قبل الزواج. إذا تم حجب هذه المعلومات ، يمكن فسخ الزواج.

كان تصحيح الخرافات والمفاهيم الخاطئة حول الصرع عملية بطيئة. حتى يومنا هذا ، يعاني الكثير من الأحكام المسبقة باعتبارها عبئًا إضافيًا يصعب التعامل معه مثل الصرع نفسه. هذا هو السبب في أن الكثير من المصابين بالصرع يعانون من الاكتئاب والقلق ولا يهتمون بمعرفة الآخرين بأنهم مصابون بالصرع. هذا غير مقبول ، لكن يمكننا تحسين حياة المصابين بالصرع من خلال زيادة الوعي بهذا الاضطراب.

شكرًا لك

أود فقط أن أتقدم بشكر خاص لجميع القراء والداعمين لي ، وكذلك جميع أعضاء مجموعتي على Facebook: "أسئلة وأجوبة الصرع" الذين يساعدون في دعم وزيادة الوعي على لمجتمع الصرع وعائلاتهم وأصدقائهم . يرجى ترك تعليق حول كتابي / كتبي على النظام الأساسي الذي اخترته.

Don't miss out!

Visit the website below and you can sign up to receive emails whenever Bernadette Booysen publishes a new book. There's no charge and no obligation.

https://books2read.com/r/B-A-JSCV-RWYBC

BOOKS 2 READ

Connecting independent readers to independent writers.

Also by Bernadette Booysen

Epilepsy
My Lessons and Experiences
The Myths and the Facts

Standalone
The Myths and the Facts Arabic